全国高等医药院校教材配套用书

轻松记忆"三点"丛书

局部解剖学速记

（第3版）

阿虎医考研究组　编

U0364854

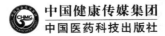

中国健康传媒集团

中国医药科技出版社

内容提要

本书是"轻松记忆'三点'丛书"之一，根据全国高等教育五年制临床医学专业教学大纲和国家执业医师资格考试大纲编写而成。本书为全国高等教育五年制临床医学专业教材《局部解剖学》的配套辅导用书。本书内容共分8章，涉及头部、颈部、胸部、腹部、盆部与会阴、脊柱区、上肢和下肢等，重点突出、条理清晰、切中要点，又充分保留了学科系统的完整性，重点、难点和考点一一呈现，章末的"小结速览"高度概括本章的主要内容。

本书是全国高等医药院校五年制临床医学专业学生复习和应考的必备辅导书，也可作为执业医师考试的备考用书。

图书在版编目（CIP）数据

局部解剖学速记／阿虎医考研究组编．—3版．—北京：中国医药科技出版社，2020.3
（轻松记忆"三点"丛书）
ISBN 978 - 7 - 5214 - 1541 - 4

Ⅰ．①局…　Ⅱ．①阿…　Ⅲ．①局部解剖学 - 医学院校 - 教学参考资料　Ⅳ．①R323

中国版本图书馆CIP数据核字（2020）第020893号

美术编辑　陈君杞
版式设计　南博文化

出版	**中国健康传媒集团** | 中国医药科技出版社
地址	北京市海淀区文慧园北路甲22号
邮编	100082
电话	发行：010 - 62227427　邮购：010 - 62236938
网址	www.cmstp.com
规格	787×1092mm $\frac{1}{32}$
印张	5 ⅞
字数	123千字
初版	2010年4月第1版
版次	2020年3月第3版
印次	2020年3月第1次印刷
印刷	三河市国英印务有限公司
经销	全国各地新华书店
书号	ISBN 978 - 7 - 5214 - 1541 - 4
定价	**18.00元**

获取新书信息、投稿、为图书纠错，请扫码联系我们。

版权所有　盗版必究

举报电话：010 - 62228771

本社图书如存在印装质量问题请与本社联系调换

出　版　说　明

轻松记忆"三点"丛书自 2010 年出版以来，得到广大读者的一致好评。应读者要求，我们进行了第三次修订，以更加利于读者对医学知识"重点、难点、考点"的掌握。

为满足普通高等教育五年制临床医学专业学生考研、期末复习和参加工作后执业医师应考需要，针对医学知识难懂、难记、难背的特点，本丛书编者收集、整理中国协和医科大学、北京大学医学部、中国医科大学、中山大学中山医学院、华中科技大学同济医学院等国内知名院校优秀本科、硕士（博士）研究生的学习笔记和学习心得，在前两版的基础上对丛书内容进一步优化完成编写。

本丛书依据普通高等教育本科临床医学专业教学大纲编写而成，有利于学生对医学知识的全面把握；编写章节顺序安排与相关教材呼应，符合教学规律；对专业知识进行梳理，内容简洁精要，既保留学科系统的完整性又切中要点，重点突出；引入"重点、难点、考点"模块，让学生能够快速理解和记忆教材内容与要点，"小结速览"模块能够加深和强化记忆，方便学生记忆应考。

我们鼓励广大读者将本丛书内容同自己正在进行的课程学习相结合，充分了解自己学习的得失，相互比较，互通有无。相信经过努力，必定会有更多的医学生能亲身感受到收获知识果实的甜美和取得成功的喜悦。

本丛书是学生课前预习、课后复习识记的随身宝典，可供普通高等教育五年制临床医学专业本科、专科学生学习使用，也可作为参加医学研究生入学考试、国家执业医师资格考试备考的复习用书。

中国医药科技出版社
2020 年 1 月

前言
QIANYAN

局部解剖学是解剖学的分科之一，是按照人体的局部分区来研究器官和结构的位置、形态、体表标志与投影以及层次和毗邻关系等的科学。需要在学习系统解剖学的基础上通过尸体解剖和观察，巩固系统解剖学的知识，为进一步学习其他临床课程和临床实践打下良好基础。因此，局部解剖学是基础医学与临床医学之间的桥梁课程。

局部解剖学的内容多、知识点零散，需要掌握的考点很多。本书针对学习的重点、复习要点和考试难点进行编写，内容包括颈部、胸部、腹部、盆部与会阴、脊柱区、上肢和下肢等多个章节，对晦涩难懂的理论知识进行精练，突出临床实用内容，充分体现本书的实用性。

除上述特点外，本书的突出亮点还表现在以下方面。

1. 开篇点拨，提纲挈领 在每章的开篇，先对重点、难点和考点进行点拨，以表格的形式呈现。如颈部部分，重点在于掌握颈深筋膜的区分，甲状腺的形态、位置和毗邻，被膜和血管，前斜角肌毗邻；颈根部解剖等比较复杂，是难点；气管颈部的层次等是考试出题较多的部分，为常考点。这样方便读者根据自己的情况，在复习时有所侧重，更快地掌握学习要点。

2. 章末导图，强化记忆 每章的末尾部分巧妙设计小结速览，使读者在完成整章学习的基础上对思路进行简单梳理。如颈部部分，对颈部层次结构、颈前区（下颌下三角、颈动脉三角和肌三角）、胸锁乳突肌及颈根部、颈外侧区和颈部淋巴结的知识点进行梳理，加深记忆，最终让记忆知识变得更有条理化。

局部解剖学与临床联系紧密，需认真掌握。

本书体积小、内容精练简洁，方便您随身携带和随时学习，是您医学路上的必备辅导用书。总之，希望在本书的陪伴下，您能再攀医学高峰。

编　者

2019 年 12 月

目录
MULU

绪　论

一、局部解剖学的学习目的与学习方法

1. 目的　主要是通过解剖与观察人体标本，以掌握人体解剖学的基本理论、基本知识和基本技能，为临床实践打下必要的形态学基础。

2. 方法

（1）理论指导实践。

（2）掌握解剖技能。

（3）密切联系临床。

（4）注意体表标志。

（5）重视断层解剖和血管铸型。

（6）借助新兴媒体。

二、人体的分布、层次与基本结构

1. 人体分为头部、颈部、躯干部、四肢。

2. 头部与躯干部均由皮肤、浅筋膜、深筋膜、肌、骨骼等按层次共同构成腔壁，围成腔室，容纳并保护中枢神经、感觉器官、内脏器官等。

3. 四肢的结构，以骨骼为支架，肌跨越关节附着于骨，深筋膜包裹着肌，浅筋膜封裹于皮下。

4. 全身各局部、各器官均有血管、淋巴管和神经分布。

三、解剖器械的准备和使用

常用的解剖器械有解剖刀、解剖镊、解剖剪、血管钳、拉

钩、其他（肋骨剪、椎管双刃锯等）。

四、解剖操作的基本技术与方法

常用解剖方法：皮肤剥离法、浅筋膜解剖法、深筋膜解剖法、肌解剖法、血管神经解剖法、浆膜腔探查法、脏器解剖法和骨性结构处理法。

五、解剖操作的具体要求

1. 要体现人文精神。
2. 要珍惜动手机会。
3. 要认真做好预习。
4. 要规范解剖操作。
5. 要仔细观察辨认。
6. 要重视变异与畸形。

第一章　头部

● **重点**　额顶枕区、颞区软组织的层次，颅顶部的危险区和血管；垂体及垂体窝的毗邻。

○ **难点**　海绵窦的位置、交通。

★ **考点**　腮腺的形态、位置；面部间隙；面部的神经、血管。

第一节　概述

头部由颅与面两部分组成。颅的内腔为颅腔，容纳脑及其被膜、相应的血管和神经、脑脊液，面部有视器、位听器、口、鼻等器官。

一、境界与分区

头部以下颌骨下缘、下颌角、乳突尖端、上项线和枕外隆凸的连线为界与颈部区分。

头部又以眶上缘、颧弓上缘、外耳门上缘和乳突的连线为界，分为后上方的颅部和前下方的面部。

二、表面解剖

1. 体表及骨性标志

（1）眉弓：其内侧份的深面有**额窦**。

（2）眶上切迹：眶上血管和神经由此通过。

（3）眶下孔：眶下血管及神经由此穿出，<u>此处可进行眶下神经阻滞麻醉。</u>

（4）颏孔：有颏血管和神经通过，为<u>颏神经麻醉的穿刺部位。</u>

（5）翼点：额、顶、颞和蝶四骨汇合之处，多呈"H"形的缝。翼点是颅骨的薄弱部分，<u>其内面有脑膜中动脉前支通过，此处受暴力打击时，易发生骨折，并常伴有上述动脉的断裂出血，形成硬膜外血肿。</u>

（6）颧弓：<u>颧弓下缘与下颌切迹间的半月形中点为咬肌神经封闭及上、下颌神经阻滞麻醉的进针点。</u>

（7）耳屏：在其前上方约1cm处可触及颞浅动脉的搏动。

（8）髁突：<u>髁突滑动受限，将导致张口困难。</u>

（9）下颌角：为下颌骨骨折的好发部位。

（10）乳突：其基底部的前内方有**茎乳孔**，面神经由此孔出颅。在乳突后部的颅底内面有乙状窦沟，容纳乙状窦。乳突根治术时，应防止伤及面神经和乙状窦。

（11）**前囟点**：新生儿此处的颅骨因骨化尚未完成，仍为结缔组织膜性连接，呈菱形，在1～2岁时闭合。临床上借助前囟的膨出与内陷，判断颅内压高低。

（12）人字点：新生儿的后囟位于此处，生后3～6个月即闭合。<u>患佝偻病和脑积水时，前、后囟均闭合较晚。</u>

（13）枕外隆凸：枕外隆凸的下方有枕骨导血管，颅内压增高时此导血管常扩张。<u>施行颅后窝开颅术时，若沿枕外隆凸作正中切口，注意勿伤及导血管和窦汇，以免导致大出血。</u>

（14）上项线：内面与横窦齐平。

2. 体表投影　为了判定脑膜中动脉和大脑半球背外侧面主要沟回的体表投影，可先确定以下标志线：①下水平线；②上水平线；③矢状线；④前垂直线；⑤中垂直线；⑥后垂直线。

第二节 面部

面部可划分为眶区、鼻区、口区和面侧区。后者又分为颊区、腮腺咬肌区和面侧深区。

一、面部浅层结构

（一）皮肤与浅筋膜

1. 面部皮肤 是皮脂腺囊肿和疖肿的好发部位。

2. 睑部皮下组织 少而疏松，易形成水肿。

3. 颊脂体 是颊部脂肪聚成的团块。

4. 危险三角区 口裂以上两侧口角至鼻根的三角形区域，感染易向颅内扩散。

（二）面肌

面肌又称表情肌，属于皮肌，薄而纤细，起自面颅诸骨或筋膜，止于皮肤，收缩时使面部呈现各种表情。主要集中在眼裂、口裂和鼻孔的周围。由面神经支配，面神经受损可引起面瘫。

（三）血管、淋巴引流及神经

1. 血管 分布于面部浅层的主要动脉为面动脉，有同名静脉伴行。

（1）面动脉：起自颈外动脉，其分支有下唇动脉、上唇动脉和鼻外侧动脉。

（2）面静脉：起始于内眦静脉，面静脉经眼静脉与海绵窦交通。口角平面以上的一段面静脉通常无瓣膜，面肌的收缩可促使血液逆流进入颅内。

2. 淋巴 面部浅层的淋巴管非常丰富，通常注入下颌下淋巴结和颏下淋巴结。面部的颧淋巴结、颊淋巴结和下颌淋巴结，其输出管均注入下颌下淋巴结。

3. 神经　面部的感觉神经为三叉神经，面肌的运动神经是面神经的分支。

（1）三叉神经：为混合神经，发出眼神经、上颌神经和下颌神经三大分支。

（2）面神经：由茎乳孔出颅，向前穿入腮腺，先分为上、下两干，再各分为数支并相互交织成丛，最后呈扇形分为5组分支，支配面肌。

颞支	有1~2支，多为2支，分布至枕额肌额腹、眼轮匝肌的上份及耳部肌
颧支	在做翼点入路开颅时，切口应尽量靠近对耳屏，分离浅筋膜时，注意不要损伤颞支和颧支，以免引起术侧不能皱额
颊支	出腮腺前缘，支配颊肌和口裂周围诸肌
下颌缘支	支配下唇诸肌及颏肌
颈支	由腮腺下端穿出，在下颌角附近至颈部，行于颈阔肌深面，并支配该肌

二、面侧区

（一）腮腺咬肌区

1. 腮腺　略呈锥体形。

（1）位置和毗邻：腮腺位于面侧区，上缘邻接颧弓、外耳道和颞下颌关节；下平下颌角；前邻咬肌、下颌支和翼内肌的后缘，浅部向前延伸，覆盖于咬肌后份的浅面；后缘邻接乳突前缘及胸锁乳突肌前缘的上份；深部位于下颌后窝内及下颌支的深面。

（2）腮腺咬肌筋膜：腮腺鞘与腮腺结合紧密，并发出间隔，将腮腺分隔为许多小叶。由于腮腺有致密的筋膜鞘包裹，炎症时常引起剧痛。腮腺鞘的浅层致密，而深层薄弱且不完整，腮腺化脓时，脓肿易穿过深层，形成咽旁脓肿或穿向颈部。化脓性腮腺炎多为小叶性脓肿，切开排脓时注意引流每一个脓腔。

（3）腮腺管：开口于与上颌第二磨牙相对处颊黏膜上。临床经腮腺乳头插管可行腮腺管造影。用力咬合时，在咬肌前缘处可以触摸到腮腺管。腮腺管的体表投影相当于自鼻翼与口角间的中点至耳屏间切迹连线的中1/3段。

（4）腮腺淋巴结。

2. 面神经与腮腺的关系 面神经在颅外的行程中穿经腮腺而分为3段。

第1段：是面神经干从茎乳孔穿出至进入腮腺前的一段，位于乳突与外耳道之间的切迹内。此段尚未进入腮腺实质内，故显露面神经主干可在此处进行。

第2段：为腮腺内段。分为上、下两干，再发出分支，彼此交织成丛，形成颞、颧、颊、下颌缘、颈5组分支。正常情况下，面神经外膜与腮腺组织容易分离，但在病变时二者常紧密粘连，术中分离较为困难。腮腺肿瘤可压迫面神经，引起面瘫。

第3段：为面神经穿出腮腺以后的部分。面神经的5组分支，分别由腮腺浅部的上缘、前缘和下端穿出，呈扇形分布，至各相应区域，支配面肌。

3. 穿经腮腺的血管和神经

纵行	颈外动脉，颞浅动、静脉，下颌后静脉及耳颞神经
横行	上颌动、静脉，面横动、静脉和面神经及其分支
位置关系由浅入深	面神经及其分支，下颌后静脉，颈外动脉及耳颞神经

4. 咬肌 表面覆以咬肌筋膜, 浅面有面横动脉、腮腺管、面神经的颊支和下颌缘支横过。咬肌与颞肌、翼内肌、翼外肌共同组成咀嚼肌。它们都作用于颞下颌关节, 受三叉神经第三支的运动纤维支配。

5. 颞下颌关节 是由下颌骨的下颌头与颞骨的下颌窝及关节结节构成的联合关节。关节囊外侧有韧带加强。关节囊的前份较薄弱, 下颌关节易向前脱位。下颌骨可作上提、下降、后退和侧方运动。

(二) 面侧深区

1. 境界 有顶、底和四壁: 顶为蝶骨大翼的颞下面, 底平下颌骨下缘, 前壁为上颌骨体的后面, 后壁为腮腺深部, 外侧壁为下颌支, 内侧壁为翼突外侧板和咽侧壁。

2. 内容

(1) 翼内、外肌: 翼内肌位于颞下窝的下内侧部, 翼外肌位于上外侧部。两肌腹间及其周围的结缔组织中有血管和神经交错穿行。

(2) 翼丛: 位于颞下窝内, 翼内、外肌与颞肌之间的静脉丛。翼丛通过眼下静脉和面深静脉与面静脉交通, 并经卵圆孔网及破裂孔导血管与海绵窦交通, 故口、鼻、咽等部的感染, 可沿上述途径蔓延至颅内。

(3) 上颌动脉: 上颌动脉以翼外肌为标志可分为 3 段。

第 1 段	位于下颌颈深面, 自起点至翼外肌下缘。其主要分支为**下牙槽动脉、脑膜中动脉**
第 2 段	位于翼外肌的浅面或深面, 分支至翼内、外肌、咬肌和颞肌
第 3 段	位于翼腭窝内。主要分支有**上牙槽后动脉、眶下动脉**

（4）下颌神经：是三叉神经最大的分支，为混合性神经。自卵圆孔出颅进入颞下窝，主干短，位于翼外肌的深面。下颌神经发出的运动支支配咀嚼肌，包括翼内肌神经、翼外肌神经、颞深前、后神经和咬肌神经。还发出 4 个感觉支：①颊神经；②耳颞神经；③舌神经；④下牙槽神经。

三、面部的间隙

面部的间隙位于颅底与上、下颌骨之间，散在于骨、肌肉与筋膜之间的间隙，彼此相通。各间隙内充满疏松结缔组织，感染可沿间隙扩散。

1. 咬肌间隙 位于咬肌深部与下颌支上部之间的间隙。许多牙源性感染如第 3 磨牙冠周炎、牙槽脓肿和下颌骨骨髓炎等均有可能扩散至此间隙。

2. 翼下颌间隙 位于下颌支与翼内肌之间。间隙内容下牙槽神经、下牙槽动脉、静脉及疏松结缔组织。此间隙的感染常来自下颌磨牙的炎症。下牙槽神经阻滞，即注射麻醉药液于此间隙内。

3. 舌下间隙 此间隙内有舌下腺、下颌下腺的深部及腺管、下颌下神经节、舌神经、舌下神经和舌下血管等。舌下间隙向后在下颌舌骨肌群后缘处与下颌下间隙相交通，向后上与翼下颌间隙相通，两侧在前方相通。

第三节　颅部

颅部由颅顶、颅底和颅腔三部分组成。颅顶分为额顶枕区和颞区，并包括其深面的颅顶诸骨；颅底有内、外面之分。内面分为颅前窝、颅中窝和颅后窝 3 部分。颅底有许多重要的孔道，是神经和血管出入颅的部位。

一、颅顶

（一）额顶枕区

1. 境界 前为眶上缘，后为枕外隆凸及上项线，两侧借上颞线与颞区分界。

2. 层次 覆盖于此区的软组织由浅入深可分为5层，依次为：皮肤、浅筋膜（皮下组织）、帽状腱膜及颅顶肌（额、枕肌）、腱膜下疏松结缔组织和颅骨外膜。其中，浅部3层紧密结合，不易分离，常被合称为"头皮"。深部两层较易分离。

（1）皮肤：厚而致密。显著特点：①含有大量的毛囊、汗腺和皮脂腺，为疖肿或皮脂腺囊肿的好发部位；②具有丰富的血管，外伤易致出血，但创口愈合较快。

（2）浅筋膜：由致密结缔组织和脂肪组织构成，内有血管和神经穿行。感染时渗出物不易扩散，早期即可压迫神经末梢引起剧痛。小格内的血管创伤时断端不易自行收缩闭合，故出血较多，常需压迫或缝合止血。浅筋膜内的血管和神经，可分为前、后、外3组。

①前组：又包括内、外侧两组。内侧组距正中线约2cm处，有滑车上动、静脉和滑车上神经；外侧组距正中线约2.5cm处，有眶上动脉和眶上神经。三叉神经痛患者可在眶上缘的内、外1/3处有压痛。

②后组：枕动脉和枕大神经分布于枕部。封闭枕大神经可于枕外隆凸下方一横指处，向两侧约2cm处进行。颅顶动脉有广泛吻合，头皮大块撕裂时也不易坏死。由于血管和神经从颅周围向颅顶走行，所以因开颅手术做皮瓣时，皮瓣的蒂应在下方，瓣蒂应是血管和神经干所在部位，以保证皮瓣的营养。做一般切口应采取放射状，以免损伤血管和神经。颅顶的神经分布互相重叠，局部麻醉时必须将药物注射在皮下组织内，局麻

阻滞一支神经，常得不到满意效果，而需扩大神经阻滞的范围。

③外侧组：包括耳前和耳后两组，来源于颞区。

（3）帽状腱膜：帽状腱膜与浅层的皮肤和浅筋膜合称头皮。头皮未伤及帽状腱膜，此伤口裂开不明显，如帽状腱膜同时受伤，则伤口裂开，尤以横向裂口为甚。缝合时一定要将此层缝好，以减少皮肤张力，有利于止血和创口的愈合。开颅术后因脑水肿和颅压高等行硬膜不缝合减压时，更应密缝此层，以免伤口感染及脑脊液外漏。

（4）腱膜下疏松结缔组织：又称腱膜下间隙，是一层薄层疏松结缔组织。头皮借此层与颅骨外膜疏松连接，移动性较大，开颅时可经此间隙将皮瓣游离后翻起，头皮撕脱伤多自此层分离。此间隙内有静脉，经导静脉与颅骨的板障静脉及颅内的硬脑膜静脉窦相通，若发生感染，可继发颅骨骨髓炎或向颅内扩散，因此此层被认为是颅顶部的"危险区"。

（5）颅骨外膜：由致密结缔组织构成，借少量疏松结缔组织与颅骨表面相连，容易剥离。严重的头皮撕脱伤，可将头皮连同部分骨膜一并撕脱。骨膜下血肿常局限于一块颅骨的范围。

（二）颞区

1. 境界 位于颅顶的两侧，介于上颞线与颧弓上缘之间。

2. 层次 此区的软组织，由浅入深依次为皮肤、浅筋膜、颞筋膜、颞肌和颅骨外膜。

（1）皮肤：移动性较大，手术切口易缝合，预后瘢痕不明显。

（2）浅筋膜：其内的血管和神经可分为耳前和耳后两组。耳前组有颞浅动、静脉和耳颞神经；耳后组有耳后动、静脉和枕小神经。

（3）颞筋膜：深浅两层之间夹有脂肪组织，颞中动脉及颞中静脉由此经过。

（4）**颞肌**：经颞区开颅术切除部分颞骨鳞部后，颞肌和颞筋膜有保护脑膜和脑组织的作用，故开颅减压术常采用颞区入颅。

（5）**骨膜**：较薄，紧贴于颅骨表面，此区很少发生骨膜下血肿。颞筋膜下疏松结缔组织间隙中有出血或炎症时，可向下蔓延至面部，形成面深部的血肿或脓肿。

（三）颅顶骨

颅顶各骨均属扁骨。前方为额骨，后方为枕骨。在额、枕骨之间是左、右顶骨。由于颅顶骨各部的厚度不一，故开颅钻孔时应注意。颅顶骨分三层。外板较厚，内板较薄，外伤时外板可保持完整，内板发生骨折，同时骨折片可刺伤局部血管、脑膜和脑组织等而引起血肿。板障管内有板障静脉。**板障静脉不能结扎**，常用骨蜡止血。板障静脉可分为**额板障静脉、颞前板障静脉、颞后板障静脉和枕板障静脉**。

二、颅底内面

颅底结构的特点：①颅底的各部骨质薄厚不一，由前向后逐渐增厚，颅前窝最薄，颅后窝最厚，骨质较薄的部位在外伤时易骨折。②颅底的孔、裂、管是神经血管进出的通道，而某些骨内部又形成空腔性结构，如鼻旁窦、鼓室等，这些部位都是颅底的薄弱点，不但外伤时容易骨折，而且常伴脑神经和血管损伤。③颅底与颅外的一些结构关系密切，相连紧密，如翼腭窝、咽旁间隙、眼眶等，这些部位的病变如炎症、肿瘤等可蔓延入脑；相反，颅内病变也可引起其中某些部位的症状。④颅底骨与脑膜紧密愈着，外伤后不会形成硬膜外血肿；但脑膜同时损伤，可引起脑脊液外漏。

（一）颅前窝

颅前窝容纳大脑半球额叶，正中部凹陷，由筛骨筛板构成鼻腔顶，前外侧部形成额窦和眶的顶部。颅前窝骨折伤及筛板时，常伴有脑膜和鼻腔顶部黏膜撕裂，脑脊液或血液直接至鼻腔，若嗅神经受损会致嗅觉丧失；骨折线经过额骨眶板时，可见结膜下出血的典型症状。颅前窝的动脉血供主要来自大脑前动脉。

（二）颅中窝

颅中窝呈蝶形，可分为较小的中央部（蝶鞍区）和两个较大而凹陷的外侧部。

1. 蝶鞍区 位于蝶骨体上面，为蝶鞍及其周围的区域。主要结构有垂体、垂体窝和两侧的海绵窦等。

（1）**蝶鞍**：包括前床突、交叉前沟、鞍结节、垂体窝、鞍背和后床突。依前、后床突间距的不同，可分为 3 型：开放型、闭锁型、半开放型。

（2）**垂体**：位于蝶鞍中央的垂体窝内，借漏斗和垂体柄穿过鞍膈与第三脑室底的灰结节相连。垂体肿瘤可突入第三脑室，发生脑脊液循环障碍，导致颅内压增高。

（3）**垂体窝**：顶为硬脑膜形成的鞍膈，鞍膈的前上方有视交叉和视神经，垂体窝的前方为**鞍结节**，后方为**鞍背**，底隔一薄层骨壁与蝶窦相邻。垂体前叶的肿瘤可将鞍膈的前部推向上方，压迫视交叉，出现视野缺损。垂体窝的两侧为海绵窦，垂体肿瘤向两侧扩展，可压迫海绵窦，发生海绵窦淤血及脑神经受损症状。

（4）**海绵窦**：位于蝶鞍的两侧，前达眶上裂内侧部，后至颞骨岩部的尖端，为一对重要的硬脑膜静脉窦。窦内有颈内动脉和展神经通过。窦中血流缓慢，感染时易形成栓塞。窦的外侧壁内自上而下有动眼神经、滑车神经、眼神经和上颌神经通过。发生病变出现**海绵窦综合征**。窦的内侧壁上部与垂体相邻。内侧壁下部借薄的骨壁与蝶窦相邻。异常海绵窦 CT 征象：大小不对称；形状不对称，尤其外侧壁；窦内局限性异常密度区。

（5）**基底动脉环**：位于蝶鞍上方脚间池深部的蛛网膜下隙内，连合了颈内动脉和椎-基底动脉系统，是调节其血流的重要结构。大脑中动脉第一个分支处是脑动脉瘤的好发部位。

2. 颅中窝外侧部 容纳大脑半球颞叶。眶上裂内有动眼神经、滑车神经、眼神经、展神经及眼上静脉穿行。在颈动脉沟外侧，由前向内向后外有圆孔、卵圆孔和棘孔，分别有上颌神经、下颌神经及脑膜中动脉通过。副脑膜中动脉多数经卵圆孔或蝶导管孔入颅。在弓状隆起的外侧为鼓室盖，由薄层骨质构成，分隔鼓室与颞叶及脑膜。在颞骨岩部尖端处有三叉神经压迹，是三叉神经节所在部位。

颅中窝有许多孔、裂和腔的存在，为颅底骨折的好发部位，多发于蝶骨中部和颞骨岩部。蝶骨中部骨折时，常同时伤及脑膜和蝶窦黏膜而使蝶窦与蛛网膜下隙相通，血性脑脊液可经鼻腔流出；如伤及颈内动脉和海绵窦，可形成动静脉瘘，引起眼静脉淤血，并伴有搏动性突眼症状。岩部骨折侵及鼓室盖且伴有鼓膜撕裂时，血性脑脊液可经外耳道溢出。

（三）颅后窝

颅后窝容纳小脑、脑桥和延髓。窝底的中央有枕骨大孔，延髓借此孔与脊髓相连，并有左、右椎动脉和副神经的脊髓根通过。颅内的3层脑膜在枕骨大孔处与脊髓的3层被膜相移行，但硬脊膜在枕骨大孔处与骨膜紧密愈着，故硬脊髓外腔与硬膜外腔互不相通。

小脑幕是一个由硬脑膜形成的宽阔的半月壁，介于大脑半球枕叶与小脑之间，构成颅后窝的顶。小脑幕圆凸的后外侧缘附着于横窦沟及颞骨岩部的上缘，达后床突而告终；其凹陷的前内侧缘游离，向前延伸附着于前床突，形成**小脑幕切迹**。当颅内压增高时，海马旁回钩被推移至小脑幕切迹的下方，形成小脑幕切迹疝，使脑干受压，动眼神经的牵张或挤压，出现同侧瞳孔扩大，对光反射消失，对侧肢体轻瘫等。

枕骨大孔的后上方邻近小脑半球下面内侧部有小脑扁桃体，当颅内压增高时，小脑扁桃体受挤压而嵌入枕骨大孔，形成**枕骨大孔疝**，压迫延髓内的呼吸中枢和心血管运动中枢，将危及生命。

（四）脑的静脉

脑干的静脉引流到脊髓，小脑的静脉引流其相邻的静脉窦，大脑半球外侧和内侧静脉分别引流到大脑半球的外侧面和内部。颅内外静脉的交通如下。

1. 通过面部静脉与翼丛的交通途径

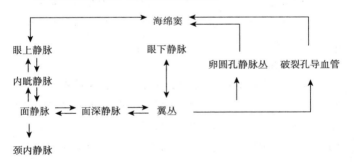

2. 通过导静脉的交通途径

顶导静脉	使颞浅静脉与上矢状窦相交通
乳突导静脉	使枕静脉与乙状窦相交通
髁导静脉	有时存在，使枕下静脉丛与乙状窦相交通
额导静脉	使额窦及鼻腔的静脉与上矢状窦相交通

3. 通过板障静脉的交通途径

额板障静脉	使眶上静脉与上矢状窦相交通
颞前板障静脉	使颞深前静脉与蝶顶窦相交通
颞后板障静脉	使颅外浅静脉与横窦相交通
枕板障静脉	使枕静脉与横窦相交通

第四节　头部解剖操作

一、解剖面部

1. 体位及切口　人体标本取仰卧位，肩部垫高，使头部后仰。切口形状有面正中切口、睑裂周切口、鼻孔与口裂周切口和下颌骨下缘切口。

2. 层次解剖

①解剖面肌；②面动、静脉；③解剖腮腺区；④解剖眶上神经、眶下神经、颏神经；⑤解剖泪器；⑥解剖咬肌；⑦解剖颞肌及颞下颌关节；⑧解剖面侧深区（颞下窝）和舌下区；⑨解剖面侧深区浅部；⑩解剖面侧深区深部；⑪解剖舌下间隙的内容。

二、解剖颅部

1. 解剖颅顶部软组织

①切口；②解剖浅筋膜内结构；③解剖帽状腱膜、腱膜下疏松结缔组织和颅骨外膜。

2. 开颅取脑

①锯除顶盖；②打开硬脑膜；③取脑；④观察硬脑膜；⑤解剖颅底内面。

第五节　临床病例分析

病例：

男，22 岁。在篮球比赛中被撞倒，头重重地撞在地上，立刻感到眩晕，眼冒金星。视力模糊持续约 20 秒。之后虽没有其他受伤的症状，但仍有头痛。送医院检查发现有液体从鼻腔流出。

问题：

1. 如果持续头痛提示了什么？

2. 如果明显地观察到液体从鼻腔滴出，液体可能是什么？来自何处？

解答：

患者头部的撞击导致了视神经功能上的轻微改变：眼冒金星和视力模糊。假如持续头痛，则提示可能由于颅内出血而导致颅内压增高，以及大脑皮质的挫伤。

脑的被膜自外向内依次为硬脑膜、脑蛛网膜、软脑膜。硬脑膜坚韧而有光泽，由两层合成。外层兼有颅骨内膜的作用，内层较外层坚厚，两层之间有丰富的血管和神经。在颅盖处硬脑膜与颅骨结合较为疏松，易于分离，当硬脑膜血管损伤破裂时，可在颅骨与硬脑膜间形成硬膜外血肿；在颅底处硬脑膜则与颅骨结合紧密，当颅骨骨折时，易将硬脑膜和蛛网膜同时撕裂，使脑脊液外漏，如颅前窝骨折时，脑脊液可流入鼻腔，形成脑脊液鼻漏。如果明显地观察到液体从鼻腔流出，说明颅前窝筛骨筛板骨折，撕裂了紧密结合的硬脑膜和蛛网膜而导致脑脊液从鼻腔漏出（脑脊液鼻漏）。

小结速览

头部
├─ 概述
│   ├─ 眉弓、眶下孔、翼点等
│   └─ 六条标志线
│   ├─ 上、下水平线
│   ├─ 矢状线
│   └─ 前、中、后垂直线
├─ 面部
│   ├─ 危险三角（口裂以上两侧口角至鼻根）
│   ├─ 面部神经：三叉神经、面神经
│   └─ 面部间隙：咬肌、翼下颌、舌下间隙
└─ 颅部
    ├─ 颅顶危险区、板障静脉
    ├─ 蝶鞍区主要结构
    │   ├─ 蝶鞍
    │   ├─ 垂体
    │   ├─ 垂体窝
    │   ├─ 海绵窦
    │   └─ 基底动脉环
    └─ 脑的静脉的交通途径
        ├─ 通过面部静脉与翼丛的交通途径
        ├─ 通过导静脉的交通途径
        └─ 通过板障静脉的交通途径

第二章　颈部

● **重点**　颈深筋膜的区分；甲状腺的形态、位置和毗邻，被膜和血管；前斜角肌毗邻。

○ **难点**　颈根部解剖、颈部淋巴引流。

★ **考点**　气管颈部的层次；枕三角、锁骨上大窝、椎动脉三角的境界和内容。

第一节　概述

颈部前方正中有呼吸道和消化管的颈段；两侧有纵向走行的大血管和神经；后部正中有骨性的脊柱颈段；颈根部除有斜行的血管神经束外，还有胸膜顶和肺尖由胸腔突入。颈部淋巴结丰富，多沿血管和神经排列，肿瘤转移时易受累。

一、境界与分区

（一）境界

上界以下颌骨下缘、下颌角、乳突尖、上项线和枕外隆凸的连线与头部分界；下界以胸骨颈静脉切迹、胸锁关节、锁骨上缘和肩峰至第 7 颈椎棘突的连线与胸部及上肢分界。

（二）分区

颈部分为固有颈部和项部。两侧斜方肌前缘之前和脊柱前方部分称为**固有颈部**，即通常所指的颈部；两侧斜方肌前缘之后与脊柱后方的区域称为**项部**。

固有颈部分为颈前区、胸锁乳突肌区和颈外侧区。

颈前区	内侧界为颈前正中线，上界为下颌骨下缘，外侧界为胸锁乳突肌前缘	
	以舌骨为界分	舌骨上区：含颏下三角和左、右下颌下三角
		舌骨下区：含左、右颈动脉三角和肌三角
颈外侧区	①位于胸锁乳突肌后缘、斜方肌前缘和锁骨上缘之间 ②肩胛舌骨肌分其为枕三角、锁骨上三角（大窝）	
胸锁乳突肌区	为该肌所覆盖的区域	

二、表面解剖

（一）体表标志

1. 舌骨　位于颏隆凸的下后方，对应第3、4颈椎椎间盘平面。舌骨体向两侧可扪到舌骨大角，是寻找舌动脉的体表标志。

2. 甲状软骨　位于舌骨与环状软骨之间，甲状软骨上缘约平第4颈椎高度，颈总动脉在此处分为颈内、外动脉。成年男子左、右甲状软骨板融合处的上端向前突出，形成**喉结**。

3. 环状软骨　位于甲状软骨下方。环状软骨弓两侧平对第6颈椎横突，是喉与气管及咽与食管分界标志，也可作为计数气管环的标志。

4. 颈动脉结节　第6颈椎横突前结节，平环状软骨弓。颈总动脉在其前方，平环状软骨弓向后压迫，可暂时阻断颈总动脉血流。

5. 胸锁乳突肌 胸锁乳突肌的胸骨头、锁骨头与锁骨的胸骨上缘之间为**锁骨上小窝**。胸锁乳突肌后缘中点有颈丛皮支穿出，为颈部皮肤浸润麻醉的阻滞点。

6. 胸骨上窝 位下胸骨颈静脉切迹上方的凹陷，此处可触及气管颈段。

7. 锁骨上大窝 位于锁骨中 1/3 上方。在窝底可触及锁骨下动脉的搏动、臂丛和第 1 肋。

（二）体表投影

1. 颈总动脉及颈外动脉 从乳突尖与下颌角连线的中点，右侧至右胸锁关节，左侧至左锁骨上小窝作连线，即两动脉的体表投影线。甲状软骨上缘是颈外动脉和颈总动脉的分界线。

2. 锁骨下动脉 右侧自右胸锁关节、左侧自左锁骨上小窝，向外上至锁骨上缘中点画一弓形线，弓形线的最高点距锁骨上缘约 1cm，即为锁骨下动脉的体表投影。

3. 颈外静脉 从下颌角至锁骨中点的连线。颈外静脉是小儿静脉穿刺的常用部位。

4. 副神经 从乳突尖与下颌角连线的中点，经胸锁乳突肌后缘中、上 1/3 交点，至斜方肌前缘中、下 1/3 交点的连线。

5. 臂丛 从胸锁乳突肌后缘中、下 1/3 交点至锁骨中、外 1/3 交点稍内侧的连线。在锁骨中点后方比较集中，位置浅表，易于触及，常作为臂丛阻滞麻醉锁骨上入路的部位。

6. 颈丛 自胸锁乳突肌后缘中点浅出，呈扇形分布于颈前区及胸壁上区。

7. 胸膜顶及肺尖 由胸腔突出胸廓上口至颈根部，最高点位于锁骨内侧 1/3 段上方 2～3cm。

第二节　颈部层次结构

一、浅层结构

颈浅筋膜为含有脂肪的疏松结缔组织。在颈前外侧部浅筋膜内，有菲薄的皮肌，称为**颈阔肌**。该肌深面的浅筋膜内有颈前静脉、颈外静脉、颈外侧浅淋巴结、颈丛的皮支以及面神经的颈支等。

（一）浅静脉

1. 颈前静脉　起自颏下部，汇入颈外静脉末端或锁骨下静脉，少数汇入头臂静脉。左、右颈前静脉在胸骨上间隙内借横行的**颈静脉弓**相吻合。若左、右颈前静脉合为一支，沿颈前正中线下行，则称**颈前正中静脉**。

2. 颈外静脉　由下颌后静脉后支与耳后静脉和枕静脉等汇合而成。汇入锁骨下静脉或静脉角。该静脉末端有一对瓣膜，但不能阻止血液反流，当上腔静脉血回心受阻时，可致颈外静脉扩张。颈外静脉与颈深筋膜紧密结合，当静脉壁受伤破裂时，可致气体栓塞。

（二）神经

1. 颈丛皮支　常为颈部手术阻滞麻醉的穿刺点。包括枕小神经、耳大神经、颈横神经和锁骨上神经。

2. 面神经颈支　自腮腺下缘浅出后行向前下，走行于颈阔肌深面，支配该肌。

二、颈筋膜及筋膜间隙

颈筋膜是位于浅筋膜和颈阔肌深面的深筋膜，包绕颈、项部的肌和器官。颈筋膜可分为浅、中、深三层及成对的颈动脉鞘，各层之间的疏松结缔组织构成筋膜间隙。

（一）颈筋膜

1. 浅层　即**封套筋膜**。在舌骨上部分为深浅两层，包裹二腹肌前腹和下颌下腺；在面后部，深浅两层包裹腮腺。

2. 中层　又称**气管前筋膜**或**内脏筋膜**。此筋膜位于舌骨下肌群深面，包裹着咽、食管颈部、喉、气管颈部、甲状腺和甲状旁腺等器官，并形成甲状腺鞘。在甲状腺与气管、食管上端邻接处，腺鞘后层增厚形成**甲状腺悬韧带**。前下部覆盖于气管者称为**气管前筋膜**；后上部覆盖颊肌和咽缩肌者称为**颊咽筋膜**。

3. 深层　又称**椎前筋膜**。两侧覆盖臂丛，颈交感干，膈神经，锁骨下动、静脉。向下外方，由斜角肌间隙开始包裹锁骨下动、静脉及臂丛并向腋窝走行，形成腋鞘。

4. 颈动脉鞘　颈筋膜向两侧扩展，包绕颈总动脉、颈内动脉、颈内静脉和迷走神经等所形成的筋膜鞘。

（二）颈筋膜间隙

胸骨上间隙	封套筋膜在距胸骨柄上缘3~4cm处，分为深浅两层，向下分别附着于胸骨柄前、后缘，两层之间为此间隙。内有颈静脉弓、颈前静脉下段、胸锁乳突肌胸骨头、淋巴结及脂肪组织等
气管前间隙	位于气管前筋膜与气管颈部之间。内有甲状腺最下动脉、甲状腺下静脉和甲状腺奇静脉丛等。小儿还有胸腺上部、左头臂静脉和主动脉弓等
咽后间隙	位于椎前筋膜与颊咽筋膜之间，其延伸至咽侧壁外侧的部分为咽旁间隙
椎前间隙	位于脊柱、颈深肌群与椎前筋膜之间。颈椎结核脓肿多积于此间隙，并向腋鞘扩散至腋窝。脓肿溃破可经咽后间隙向下至后纵隔

第三节 颈前区

颈前区以舌骨为界分为舌骨上区和舌骨下区。

一、舌骨上区

舌骨上区包括颏下三角和两侧的下颌下三角。

1. 颏下三角 是由左、右二腹肌前腹与舌骨体围成的三角区。

2. 下颌下三角

（1）**境界** 下颌下三角由二腹肌前、后腹和下颌骨体下缘围成，又称二腹肌三角。浅面有皮肤、浅筋膜、颈阔肌和封套筋膜，深面有下颌舌骨肌、舌骨舌肌及咽中缩肌。

（2）内容

①下颌下腺：包裹在封套筋膜形成的筋膜鞘内。此腺呈 U 形，分为浅、深两部。

②血管、神经和淋巴结：**面动脉**，平舌骨大角起自颈外动脉，经二腹肌后腹的深面进入下颌下三角，沿下颌下腺深面前行，至咬肌前缘处绕过下颌骨体下缘入面部。**舌下神经**，在下颌下腺的内下方，行于舌骨舌肌表面，与二腹肌中间腱之间有舌动脉及其伴行静脉。舌动脉前行至舌骨舌肌后缘深面入舌。**舌神经**，在下颌下腺深部内上方与舌骨舌肌之间前行入舌。**下颌下神经节**，位于下颌下腺深部上方和舌神经下方，上方连于舌神经，向下发出分支至下颌下腺及舌下腺。在下颌下腺周围有 4~6 个下颌下淋巴结。

二、舌骨下区

该区包括左、右颈动脉三角和肌三角。

（一）颈动脉三角

1. 境界　颈动脉三角由胸锁乳突肌上份前缘、肩胛舌骨肌上腹和二腹肌后腹围成。

2. 内容

动脉	颈总动脉、颈外动脉、颈内动脉
静脉	颈内静脉
神经	舌下神经、副神经、迷走神经
二腹肌后腹	是颈动脉三角与下颌下三角的分界标志，颈部及颌面部手术的主要标志 表面有耳大神经、下颌后静脉及面神经颈支；深面有颈内动、静脉，颈外动脉，迷走神经，副神经，舌下神经，颈交感干；其上缘有耳后动脉和面神经及舌咽神经等；下缘有枕动脉和舌下神经

（二）肌三角

1. 境界　肌三角位于颈前正中线、胸锁乳突肌前缘和肩胛舌骨肌上腹之间。

2. 内容　肌三角内含有位于浅层的胸骨舌骨肌和肩胛舌骨肌上腹，位于深层的胸骨甲状肌和甲状舌骨肌，以及位于气管前筋膜深部的甲状腺、甲状旁腺、咽、喉、气管颈部和食管颈部等器官。

（1）**甲状腺**

①形态与被膜：甲状腺呈 H 形，分为左、右两侧叶及中间的甲状腺峡。甲状腺被气管前筋膜包裹，该筋膜形成甲状腺假被膜，即**甲状腺鞘**。甲状腺的外膜称真被膜即**纤维囊**，二者之间形成的间隙为**囊鞘间隙**，内有疏松结缔组织、血管、神经及甲状旁腺。假被膜内侧增厚形成的**甲状腺悬韧带**使甲状腺两侧

叶内侧和峡部后面连于甲状软骨、环状软骨以及气管软骨环，将甲状腺固定于喉及气管壁上。吞咽时，甲状腺可随喉的活动而上下移动。

②位置与毗邻：甲状腺的两侧叶位于喉下部和气管颈部的前外侧，上端达甲状软骨中部，下端至第6气管软骨。甲状腺峡位于第2~4气管软骨前方。

甲状腺的前面由浅入深有皮肤、浅筋膜、封套筋膜、舌骨下肌群及气管前筋膜，左右两侧叶的后内侧邻近喉与气管、咽与食管以及喉返神经；侧叶的后外侧与颈动脉鞘及颈交感干相邻。

③甲状腺的动脉和喉的神经

甲状腺上动脉：起自颈外动脉起始部前壁，与喉上神经外支伴行向前下方，至甲状腺上端附近分为前、后两支。前支沿甲状腺侧叶前缘下行，分布于侧叶前面；后支沿侧叶后缘下行。甲状腺上动脉发出喉上动脉，伴喉上神经内支穿甲状舌骨膜入喉。

甲状腺下动脉：是锁骨下动脉甲状颈干的分支，沿前斜角肌内侧缘上升，至第6颈椎平面，在颈动脉鞘与椎血管之间弯向内侧，近甲状腺侧叶下极潜入甲状腺侧叶的后面，分布于甲状腺、甲状旁腺、气管和食管等处，发出腺支与甲状腺上动脉的分支吻合。

喉上神经：为迷走神经分支，沿咽侧壁下行，于舌骨大角分为内、外两支。内支与同名动脉伴行穿甲状舌骨膜入喉，分布于声门裂以上的喉黏膜及会厌和舌根等处；外支伴甲状腺上动脉行向前下方，在距甲状腺上极0.5~1.0cm处，离开动脉弯向内侧，发出肌支支配环甲肌及咽下缩肌。故在甲状腺次全切除术结扎甲状腺上动脉时，应紧贴甲状腺上极进行，以免损伤喉上神经外支而出现声音低钝等。

喉返神经：为迷走神经分支。左喉返神经勾绕主动脉弓至其后方，右喉返神经勾绕右锁骨下动脉至其后方，两者均于食管气管旁沟上行，至咽下缩肌下缘、环甲关节后方进入喉内，称为**喉下神经**。其运动纤维支配除环甲肌以外的所有喉肌，感觉纤维分布于声门裂以下的喉黏膜。<u>两喉返神经入喉前通常经过环甲关节后方，故甲状软骨下角可作为显露喉返神经的标志</u>。施行甲状腺次全切除术结扎甲状腺下动脉时，应远离甲状腺下端，以免损伤喉返神经而致声音嘶哑。

甲状腺最下动脉：较小，出现率约为10%，主要起自头臂干或主动脉弓，沿气管颈部前方上行，至甲状腺峡，参与甲状腺动脉之间的吻合，当低位气管切开或甲状腺手术时应加注意。

④甲状腺的静脉

甲状腺上静脉	注入颈内静脉
甲状腺中静脉	直接注入颈内静脉，有时缺如
甲状腺下静脉	起自甲状腺的下缘，经气管前面下行，主要汇入头臂静脉。两侧静脉在气管颈部前方常吻合成**甲状腺奇静脉丛**。做低位气管切开时，应注意止血

（2）**甲状旁腺**：为两对扁圆形小体，直径0.6~0.8cm，上、下各一对，位于囊鞘间隙中，有时可位于甲状腺实质内或被膜外气管周围的结缔组织中。上甲状旁腺多位于甲状腺侧叶上、中份交界处的后方；下甲状旁腺多位于侧叶下1/3的后方。

（3）**喉和气管颈部**：**喉**是呼吸的管道，也是发音器官。由喉上神经及喉返神经支配，二者均属迷走神经的分支，喉上神经管理声门裂以上喉腔黏膜感觉，支配环甲肌。**气管颈部**上平第 6 颈椎下缘。常规施行气管切开术时，头应严格保持正中位并尽量后仰，使气管接近体表，以免伤及食管及周围的血管和神经。

气管颈部前方由浅入深依次为皮肤、浅筋膜、封套筋膜、胸骨上间隙及其内的静脉弓、舌骨下肌群、气管前筋膜和气管前间隙。平第 2~4 气管软骨前方有甲状腺峡，峡的下方有甲状腺下静脉，甲状腺奇静脉丛及可能存在的甲状腺最下动脉。

气管颈部上端两侧为甲状腺侧叶，后方为食管，在二者之间的气管食管旁沟内有喉返神经上行。其后外侧有颈交感干和颈动脉鞘等。此外，幼儿的胸腺、左头臂静脉和主动脉弓等，常高出胸骨颈静脉切迹达气管颈部前面，故对幼儿进行气管切开术时，应注意不宜低于第 5 气管软骨。

（4）咽和食管颈部

①**咽**：位于第 1~6 颈椎前方，为上宽下窄、前后略扁的漏斗形肌性管道，长约 12cm，其内腔称咽腔。咽有前、后及侧壁，其后壁借疏松结缔组织连于椎前筋膜；两侧壁是茎突及起于茎突的诸肌，并与颈部大血管和甲状腺侧叶等相毗邻；前壁不完整，自上向下可分别通入鼻腔、口腔和喉腔。根据咽前方的毗邻，以腭帆游离缘和会厌上缘平面为界，将咽腔分为鼻咽、口咽、喉咽 3 部，其中后两部是消化道和呼吸道的共同通道。咽扁桃体、咽鼓管扁桃体、腭扁桃体和舌扁桃体，共同构成**咽淋巴环**，有防御和保护作用。

②**食管颈部**：上端前平环状软骨下缘平面与咽相接，下端在颈静脉切迹平面处移行为食管胸部。前方为气管颈部，食管颈部位置稍偏左侧，故食管颈部手术入路以左侧为宜；后方有颈长肌和脊柱；后外侧隔椎前筋膜与颈交感干相邻；两侧为甲状腺侧叶、颈动脉鞘及其内容物。

第四节 胸锁乳突肌区及颈根部

一、胸锁乳突肌区

（一）境界

胸锁乳突肌区是指该肌在颈部所占据和覆盖的区域。

（二）内容及毗邻

1. 颈袢 由第 1～3 颈神经前支的分支构成。来自第 1 神经前支的部分纤维先随舌下神经走行，至颈动脉三角内离开此神经，称为**舌下神经降支**，沿颈内动脉和颈总动脉浅面下行。来自颈丛第 2、3 颈神经前支的部分纤维组成**颈袢下根**，沿颈内静脉浅面（或深面）下行，上、下两根在颈动脉鞘表面合成颈袢。颈袢位于肩胛舌骨肌中间腱的上缘附近，平环状软骨弓水平。颈袢发支支配肩胛舌骨肌、胸骨舌骨肌和胸骨甲状肌。甲状腺手术时，多平环状软骨切断舌骨下诸肌，可避免损伤颈袢的肌支。

2. 颈动脉鞘及其内容 在颈动脉鞘下部，颈内静脉位于前外侧，颈总动脉位于后内侧，在二者之间的后外方有迷走神经。

位置	上起自颅底，下续纵隔
鞘内	全长有颈内静脉和迷走神经，鞘内上部有颈内动脉，下部为颈总动脉
鞘浅面	有胸锁乳突肌、胸骨舌骨肌、胸骨甲状肌和肩胛舌骨肌下腹、颈袢及甲状腺上、中静脉
鞘后方	有甲状腺下动脉通过，隔椎前筋膜有颈交感干、椎前肌和颈椎横突等
鞘内侧	有咽、食管颈部，喉、气管颈部，喉返神经和甲状腺侧叶等

3. 颈丛 由第 1～4 颈神经的前支组成，位于胸锁乳突肌上段与中斜角肌和肩胛提肌之间。分支有皮支及肌支。膈神经是其主要肌支。

4. 颈交感干 由颈上、中、下交感神经节及其节间支组成，位于脊柱两侧，被椎前筋膜所覆盖。**颈上神经节**最大，呈梭形，位于第 2～3 颈椎横突前方。**颈中神经节**最小或不明显，位于第 6 颈椎横突的前方。**颈下神经节**位于第 7 颈椎平面，在椎动脉起始部后方，多与第 1 胸神经节融合为**颈胸神经节**，又名**星状神经节**。以上 3 对神经节各发出心支入胸腔，参与心丛组成。

二、颈根部

颈根部是指颈部、胸部及腋区之间的接壤区域，由进出胸廓上口的诸结构占据。

（一）境界

颈根部前界为胸骨柄，后界为第 1 胸椎体，两侧为第 1 肋。其中心标志是前斜角肌，此肌前内侧主要是往来于颈、胸之间的纵行结构，如颈总动脉、颈内静脉、迷走神经、膈神经、颈交感干、胸导管和胸膜顶等；前、后方及外侧主要是往来于胸、颈与上肢间的横行结构，如锁骨下动脉、静脉和臂丛等。

（二）内容及毗邻

1. 胸膜顶 是覆盖肺尖部的壁胸膜，突入颈根部，高出锁骨内侧 1/3 上缘 2～3cm。前、中、后斜角肌覆盖其前、后及外方。

前方	邻接锁骨下动脉及其分支、膈神经、迷走神经、锁骨下静脉，左侧还有胸导管
后方	贴靠第 1、2 肋，颈交感干和第 1 胸神经前支
外侧	邻臂丛

内侧	邻气管、食管，左侧还有胸导管和左喉返神经
上方	从第7颈椎横突、第1肋颈和第1胸椎体连至胸膜顶的筋膜，称为**胸膜上膜**，又称 **Sibson 筋膜**，起悬吊作用。行肺萎陷手术时须切断上述筋膜，使肺尖塌陷

2. 锁骨下动脉　左侧起自主动脉弓，右侧在胸锁关节后方起自头臂干，于第1肋外侧缘续于腋动脉。前斜角肌将其分为三段。

（1）第1段：位于前斜角肌内侧，胸膜顶前方。左、右侧都有迷走神经跨过，左侧有膈神经及胸导管跨过。该段动脉的分支如下。

椎动脉	沿前斜角肌内侧上行于胸膜顶前面，穿经上位6个颈椎横突孔，经枕骨大孔入颅，分布于脑、脊髓和内耳
胸廓内动脉	在胸膜顶前方，正对椎动脉起始处起自锁骨下动脉下壁，经锁骨下静脉后方下行入胸腔
甲状颈干	起自锁骨下动脉上壁，分出甲状腺下动脉、肩胛上动脉及颈横动脉
肋颈干	起自锁骨下动脉第1或第2段的后壁，分为颈深动脉和最上肋间动脉

（2）第2段：位于前斜角肌后方，上方紧邻臂丛各干，下方跨胸膜顶。

（3）第3段：位于前斜角肌外侧，第1肋上面，其前下方邻锁骨下静脉，外上方为臂丛。此段动脉有时发出颈横动脉或肩胛上动脉。

3. 胸导管与右淋巴导管　胸导管沿食管左侧出胸腔上口至颈部，平第7颈椎高度，形成**胸导管弓**。其前方为颈动脉鞘，后方有椎动脉、椎静脉、颈交感干、甲状颈干、膈神经和锁骨下动脉。胸导管多数注入左静脉角，有时也可注入左颈内静脉或左锁骨下静脉。左颈干、左锁骨下干及左支气管纵隔干通常注入胸导管末端，也可单独注入静脉。

右淋巴导管长 1.0 ~ 1.5cm，居右颈根部，接受右颈干、右锁骨下干和右支气管纵隔干，注入右静脉角。

4. 锁骨下静脉 自第 1 肋外侧缘续于腋静脉。沿第 1 肋上面，经锁骨与前斜角肌之间，向内侧与颈内静脉汇合成头臂静脉。锁骨下静脉壁与第 1 肋、锁骨下肌、前斜角肌的筋膜相愈着，破裂后难以自动闭合，故伤后易致气栓。临床上广泛应用锁骨下静脉插管技术，进行长期输液、心导管插管及中心静脉压测定等。

5. 迷走神经 右迷走神经下行于右颈总动脉和右颈内静脉之间，经右锁骨下动脉第 1 段前面时发出右喉返神经，绕经右锁骨下动脉的下面和后方返回颈部。左迷走神经在左颈总动脉和左颈内静脉之间下行入胸腔。

6. 膈神经 位于前斜角肌前面，椎前筋膜深面，由第 3 ~ 5 颈神经前支组成，向内下方斜降下行；其前方有胸锁乳突肌、肩胛舌骨肌中间腱、颈内静脉、颈横动脉和肩胛上动脉；左侧前方还邻接胸导管弓；内侧有颈升动脉上行。该神经在颈根部经胸膜顶的前内侧，迷走神经的外侧，穿锁骨下动、静脉之间进入胸腔。

7. 椎动脉三角 内侧界为颈长肌，外侧界为前斜角肌，下界为锁骨下动脉第 1 段，尖为第 6 颈椎横突前结节。三角的后方有第 7 颈椎横突、第 8 颈神经前支及第 1 肋颈；前方有迷走神经、颈动脉鞘、膈神经及胸导管弓（左侧）等。三角内的主要结构有胸膜顶、椎动脉、椎静脉、甲状腺干、甲状腺下动脉、颈交感干及颈胸（星状）神经节等。

8. 斜角肌间隙 颈深肌群包括：①内侧群，位于脊柱颈部的前方，有头长肌和颈长肌等，合称椎前肌，能屈头、屈颈。

②外侧群，位于脊柱颈部的两侧，主要有**前**、**中**和**后斜角肌**，各肌均起自颈椎横突，前、中斜角肌分别止于第 1 肋上面的前斜角肌结节和锁骨下动脉沟的后方，后斜角肌止于第 2 肋。前、中斜角肌与第 1 肋之间形成三角形的**斜角肌间隙**，内有锁骨下动脉和臂丛通过。斜角肌在颈椎固定时，可上提肋，以助吸气；胸廓固定时可使颈前屈，一侧收缩可使颈向同侧侧屈。

第五节　颈外侧区

颈外侧区是由胸锁乳突肌后缘、斜方肌前缘和锁骨中 1/3 上缘围成的三角区；该区被肩胛舌骨肌下腹分为上方较大的枕三角和下方较小的锁骨上三角。

一、枕三角

（一）境界

枕三角位于胸锁乳突肌后缘、斜方肌前缘与肩胛舌骨肌下腹上缘之间。三角的浅面依次为皮肤、浅筋膜和封套筋膜；深面为椎前筋膜及其覆盖的前斜角肌、中斜角肌、后斜角肌、头夹肌和肩胛提肌。

（二）内容及其毗邻

1. 副神经　自颈静脉孔出颅后，沿颈内静脉前外侧下行，经二腹肌后腹深面，在胸锁乳突肌上部的前缘穿入并发支支配该肌。其本干在胸锁乳突肌后缘上、中 1/3 交点处进入枕三角，有枕小神经勾绕，是确定副神经的标志。在枕三角内，该神经沿肩胛提肌表面，经枕三角中份，向外下方斜行。此段位置表浅，周围有淋巴结排列，颈部淋巴结清除术时应避免损伤副神经。副神经自斜方肌前缘中、下 1/3 交界处进入该肌深面，并支配该肌。

2. 颈丛和臂丛的分支 颈丛皮支在胸锁乳突肌后缘中点处穿封套筋膜浅出，分布于头、颈、胸前上部及肩上部的皮肤。臂丛分支有支配菱形肌的**肩胛背神经**，该神经位于副神经与臂丛上缘之间，略与副神经平行，但居椎前筋膜深面。此外还有支配冈上肌、冈下肌的**肩胛上神经**，以及入腋区支配前锯肌的**胸长神经**等。

二、锁骨上三角

（一）境界

锁骨上三角位于锁骨上方，在体表呈明显凹陷，故又名**锁骨上大窝**，由胸锁乳突肌后缘、肩胛舌骨肌下腹和锁骨上缘中1/3围成。其浅面依次为皮肤、浅筋膜及封套筋膜；其深面为斜角肌下份及椎前筋膜。

（二）内容及其毗邻

1. 锁骨下静脉 于第1肋外侧缘续于腋静脉，有颈外静脉和肩胛背静脉注入。在该三角内，锁骨下静脉位于锁骨下动脉第3段的前下方；向内经膈神经和前斜角肌下端的前面，达胸膜顶前方；在前斜角肌内侧与颈内静脉汇合成头臂静脉，二者汇合处形成向外上开放的角，称为**静脉角**。胸导管和右淋巴导管分别注入左、右静脉角。

2. 锁骨下动脉 经斜角肌间隙进入此三角，走向腋窝。位于三角内的是该动脉第3段，其下方为第1肋上面，后上方有臂丛，前下方为锁骨下静脉。在该三角内还可见该动脉的直接和间接的分支：肩胛背动脉、肩胛上动脉和颈横动脉，分别至斜方肌深面及肩胛区。

3. 臂丛 由第5~8颈神经和第1胸神经前支的大部分组成臂丛的5个根，经斜角肌间隙进入此三角，臂丛在锁骨下动脉后上方合成 3 个干，各干再分为前、后两股。根、干、股组成臂丛锁骨上部，在锁骨中点上方，为锁骨上臂丛神经阻滞麻醉处。在三角内，臂丛发出肩胛背神经、肩胛上神经及胸长神经等。臂丛与锁骨下动脉均由椎前筋膜形成的筋膜鞘包绕，续于腋鞘。

第六节　颈部淋巴引流

颈部淋巴结数目较多，除收纳头、颈部淋巴之外，还收集胸部及上肢的部分淋巴。

一、颈上部淋巴结

颈上部淋巴结沿头、颈交界处排列，位置表浅，分为 5 组。

	下颌下淋巴结	颏下淋巴结	枕淋巴结	乳突淋巴结	腮腺淋巴结
位置	下颌下腺附近	颏下三角内	枕部皮下，斜方肌起点的浅面	耳后，胸锁乳突肌上端浅面	腮腺表面及实质内
收纳淋巴	眼、鼻、唇、牙、舌及口底的淋巴	颏部、下唇中部、口底及舌尖等处淋巴	项部和枕部的淋巴	颞、顶、乳突区及耳廓的淋巴	面部、耳廓、外耳道等处的淋巴
汇入途径	颈外侧上、下深淋巴结	下颌下淋巴结及颈内静脉二腹肌淋巴结	颈外侧浅、深淋巴结	颈外侧浅、深淋巴结	颈外侧浅及颈深上淋巴结

二、颈前区淋巴结

颈前区的淋巴结又称**颈前淋巴结**，位于颈前正中部，舌骨下方，两侧胸锁乳突肌和颈动脉鞘之间。

	分布	收纳	汇入途径
颈前浅淋巴结	沿颈前静脉排列	舌骨下区的浅淋巴	颈外侧下深淋巴结或锁骨上淋巴结
颈前深淋巴结	分布于喉、甲状腺和气管颈部的前方及两侧，包括喉前淋巴结、甲状腺淋巴结、气管前淋巴结和气管旁淋巴结	甲状腺、喉、气管颈部、食管颈部等处淋巴	颈外侧上、下深淋巴结

三、颈外侧区淋巴结

颈外侧淋巴结，以颈筋膜浅层为界，分为浅、深两组。

1. 颈外侧浅淋巴结　沿颈外静脉排列，收纳腮腺、枕部及耳后部的淋巴，其输出管主要注入颈外侧深淋巴结上群。

2. 颈外侧深淋巴结　主要沿颈内静脉排列，上至颅底，下至颈根部，通常以肩胛舌骨肌和颈内静脉交叉点为界，分为颈外侧上深淋巴结和颈外侧下深淋巴结。

（1）**颈外侧上深淋巴结**：位于胸锁乳突肌深面，排列在颈内静脉周围，收纳颈外侧浅淋巴结、腮腺淋巴结、下颌下及颏下淋巴结的输出管，并收纳喉、气管、食管、腭扁桃体及舌的淋巴，其输出管注入颈外侧下深淋巴结。该组淋巴结中位于二腹肌后腹与颈内静脉交角处者，称为**颈内静脉二腹肌淋巴结**，又称**角淋巴结**，收纳鼻咽部、腭扁桃体及舌根部的淋巴，是鼻咽部、腭扁桃体及舌根部的癌转移较早累及的淋巴结群。在枕三角内沿副神经周围分布者，称为**副神经淋巴结**，收纳耳后的淋巴，其输出管注入**颈外侧下深淋巴结**，或直接注入颈干。

（2）颈外侧下深淋巴结：位于肩胛舌骨肌中间腱下方，排列于颈内静脉和颈横血管周围，其中位于颈内静脉与肩胛舌骨肌中间腱交角处的淋巴结称为**颈内静脉肩胛舌骨肌淋巴结**，收纳舌尖部的淋巴，舌尖部的癌首先转移至该淋巴结。另有淋巴结沿颈横血管排列称为锁骨上淋巴结，主要收纳颈外侧上深淋巴结的输出管及气管的淋巴，成为头、颈淋巴结的总集合处，其输出管集合成颈干，左侧注入胸导管，右侧注入右淋巴导管或直接注入静脉角。位于左颈根部，斜角肌前处的淋巴结称为**Virchow 淋巴结**，当食管下部癌或胃癌转移时，常累及该淋巴结，可在胸锁乳突肌后缘和锁骨上缘的交角处触到此肿大的淋巴结。

第七节　颈部解剖操作

一、解剖颈前区和胸锁乳突肌区

（一）切口

①体位：取仰卧位，肩部垫高，使头部后仰；②摸认体表标志：下颌骨下缘、下颌角、乳突、舌骨、甲状软骨和喉结（男性）、颈静脉切迹、锁骨和肩峰；③切口；④皮片。

（二）层次解剖

1. 解剖颈浅层结构　①解剖颈阔肌；②解剖颈前静脉；③解剖颈外静脉及颈丛皮支。

2. 解剖舌骨上区 ①解剖颏下三角；②解剖下颌下三角。

3. 解剖舌骨下区和胸锁乳突肌区 ①解剖封套筋膜及颈静脉弓；②解剖胸锁乳突肌；③解剖气管前筋膜及颈袢；④解剖颈动脉鞘；⑤解剖颈外侧区深淋巴结；⑥解剖颈动脉三角；⑦解剖肌三角。

二、解剖颈根部

1. 解剖椎动脉三角 ①用解剖刀离断胸锁关节，在锁骨中、外1/3交界处用锯锯断锁骨。紧贴其后分离锁骨下肌，取下断离的锁骨。②清除颈外侧区深筋膜，观察椎动脉三角的境界（颈长肌外侧缘、前斜角肌内侧缘、锁骨下动脉第1段），确认三角内的结构：椎动脉、椎静脉和甲状腺下动脉。

2. 层次解剖 ①解剖胸导管末端；②解剖迷走神经及右喉返神经；③解剖锁骨上淋巴结及膈神经；④解剖甲状颈干；⑤解剖椎动脉；⑥解剖胸廓内动脉；⑦观察锁骨下动脉的行径与毗邻；⑧解剖颈交感干。

三、解剖颈外侧区

（一）颈外侧区的境界

将胸锁乳突肌复位，观察由胸锁乳突肌后缘、斜方肌前缘和锁骨中1/3上缘围成的颈外侧区。

（二）层次解剖

1. 解剖浅层结构 清除颈外侧区浅筋膜，在枕三角内清除封套筋膜。

2. 解剖深层结构 ①解剖副神经；②解剖颈丛；③解剖臂丛及其分支；④解剖锁骨下静脉；⑤解剖锁骨下动脉。

第八节 临床病例分析

病例：

女孩，4岁。头总是歪向一侧。医生检查发现她的头歪向右侧，面略朝向左侧；胸锁乳突肌下部有可触及的一个肿块。

诊断：

先天性肌性斜颈。

问题：

1. 什么原因导致患者的歪头体征？

2. 引起该肌异常的原因是什么？

3. 如果这种肌性斜颈得不到治疗矫正，进而可能会导致什么结构异常？

解答：

胸锁乳突肌位于颈部两侧，粗壮强劲，在颈部形成明显的肌性标志。此肌以两个头分别起自胸骨柄和锁骨内侧端，两头会合后，斜向后上，止于颞骨乳突。作用：一侧收缩使头歪向同侧，脸转向对侧；两侧同时收缩使头后仰。

本病例为常见的颈部畸形，俗称为歪脖子。先天性肌性斜颈常在出生前发生（先天的）。胎儿头部和颈部在子宫内位置不良，在分娩过程中可能导致胸锁乳突肌损伤，肌纤维撕裂，或出血的血肿纤维化。难产过程中颈部的牵拉也有可能导致肌纤维撕裂和出血。

由于肌组织纤维变性并缩短，斜颈慢慢发展。可能到儿童5、6岁时才被注意。一个全面的儿科体检可能会在胸锁乳突肌上发现肿块。如未能纠正肌性斜颈会导致面颅骨发育不对称，颈椎椎体也可能发生楔状畸形。

小结速览

概述 {
  固有颈部：颈前区、胸锁乳突肌颈外侧区
  舌骨、甲状软骨、锁骨上大窝等
}

颈部层次结构 {
  浅静脉：颈前、外静脉
  颈筋膜 {
    封套筋膜
    内脏筋膜
    椎前筋膜
    颈动脉鞘
  }
}

颈部 {

颈前区 {
  下颌下三角
  颈动脉三角 {
    动脉：颈总动脉，颈外、内动脉
    神经：舌下、迷走、副神经
    二腹肌后腹：颈动脉三角与下颌
    　　　　　　下三角的分界标志
  }
  肌三角 {
    甲状腺 {
      形态与被膜
      动脉和喉的神经：甲状腺上、
      　　　　　　　　下动脉，喉
      　　　　　　　　上、喉返神经
    }
    气管颈部上平第 6 颈椎下缘
  }
}

胸锁乳突肌区及颈根部 {
  胸锁乳突肌区：颈襻、颈动脉鞘、
  　　　　　　　颈丛、颈交感干
  椎动脉三角
}

颈外侧区 {
  副神经确定标志：枕小神经勾绕
  锁骨上三角：又名锁骨上大窝
}

颈部淋巴引流 {
  颈上部淋巴结 {
    下颌下淋巴结
    颏下淋巴结
    枕淋巴结
    乳突淋巴结
  }
  颈前区淋巴结
  颈外侧区淋巴结 {
    颈外侧浅淋巴结
    颈外侧上、下深淋巴结
  }
}

}

第三章 胸部

- ● **重点** 乳房位置、结构；膈的裂孔；壁胸膜反折线体表投影。
- ○ **难点** 纵隔分区。
- ★ **考点** 乳房淋巴引流；肺的结构。

第一节 概述

胸廓和软组织构成胸壁，胸壁和膈围成胸腔。胸壁参与呼吸运动，胸腔内含有呼吸系统和循环系统的主要器官。胸腔向上经胸廓上口与颈部相通，向下借膈与腹腔分隔。

一、境界与分区

（一）境界

胸部上界以颈静脉切迹、胸锁关节、锁骨上缘、肩峰和第7颈椎棘突的连线与颈部分界，下界以剑突、肋弓、第11肋前端、第12肋下缘和第12胸椎棘突的连线与腹部分界，两侧上部以三角肌前缘与上肢分界。由于膈呈穹隆状，故胸部表面的界线比胸腔的真正范围要大。肝、脾和肾等腹腔器官位于胸壁下部的深面，故胸壁外伤时可累及这些器官。胸膜顶、肺尖和小儿胸腺向上突入颈根部，故在颈根部手术、臂丛麻醉时应注意保护这些结构和器官。

（二）分区

胸壁	胸前区：位于前正中线和腋前线之间 胸外侧区：位于腋前线和腋后线之间 胸背区：位于腋后线和后正中线之间
胸腔	左、右部：容纳肺、胸膜和胸膜腔等 中部：被纵隔占据

二、表面解剖

（一）体表标志

1. 颈静脉切迹　成人男性的颈静脉切迹平第 2 胸椎下缘，女性的颈静脉切迹平第 3 胸椎上缘。

2. 胸骨角　胸骨角两侧连接第 2 肋软骨，是计数肋和肋间隙的标志。经胸骨角的横断面与主动脉弓和升、降主动脉的分界处，气管杈、左主支气管和食管交叉处以及第 4 胸椎体下缘的横断面一致。

3. 剑突　剑突的形状变化较大。剑突尖约平第 10 胸椎体下缘。

4. 锁骨　锁骨的全长可触及。**锁骨下窝**位于锁骨中、外 1/3 交界处的下方，其深方有腋血管和臂丛通过。在锁骨下窝的稍外侧和锁骨下方一横指处可摸到**喙突**。

5. 肋和肋间隙　第 1 肋的大部分位于锁骨的后方，故难以触及。肋和肋间隙是胸部和腹部上区器官的定位标志。

6. 肋弓　肋弓是肝、胆囊和脾的触诊标志。两侧肋弓和剑胸结合构成**胸骨下角**，70°~110°。剑突与肋弓构成**剑肋角**，左侧剑肋角是心包穿刺常用进针部位。

7. 乳头　男性乳头位于锁骨中线与第 4 肋间隙相交处，女性乳头的位置变化较大。

（二）标志线

前正中线	经胸骨正中所作的垂直线
胸骨线	经胸骨外侧缘最宽处所作的垂直线
锁骨中线	经锁骨中点所作的垂直线
胸骨旁线	经胸骨线和锁骨中线之间的中点所作的垂直线
腋前线	经腋前襞与胸壁相交处所作的垂直线
腋后线	经腋后襞与胸壁相交处所作的垂直线
中线经	腋前线和腋后线之间的中点所作的垂直线
肩胛线	两臂下垂时经肩胛下角所作的垂直线
后正中线	相当于沿胸椎棘突尖所作的垂直线

第二节　胸壁

　　胸壁由皮肤、浅筋膜、深筋膜、胸廓外肌层、胸廓和肋间肌以及胸内筋膜等构成。胸膜腔的手术入路须切开皮肤、浅筋膜、深筋膜、胸廓外肌层、肋间肌，分离或切断肋骨，切开胸内筋膜和壁胸膜。

一、浅层结构

（一）皮肤

　　胸前区和胸外侧区的皮肤较薄，尤其是胸骨前面和乳头的皮肤。除胸骨前面的皮肤外，其余部位的皮肤有较大的活动性。

（二）浅筋膜

　　胸部的浅筋膜与颈部、腹部和上肢的浅筋膜相续，胸骨前面较薄，其余部分较厚。浅筋膜内含浅血管、淋巴管、皮神经和乳腺。

1. 浅血管

（1）动脉：胸廓内动脉的穿支在距胸骨外侧缘约 1cm 处穿出，分布于胸前区内侧部。肋间后动脉的外侧穿支与肋间神经的外侧皮支伴行分布。胸肩峰动脉和胸外侧动脉的分支也分布于胸壁。在女性，胸廓内动脉的第 2~6 穿支和第 3~7 肋间后动脉的穿支还分布于乳房。

（2）静脉：**胸腹壁静脉**起自脐周静脉网，行向外上方，在胸外侧区上部汇合成**胸外侧静脉**，收集腹壁上部和胸壁的浅层结构静脉血，注入腋静脉。与胸廓内动脉和肋间后动脉的穿支伴行的静脉分别注入胸廓内静脉和肋间后静脉。

2. 皮神经　胸前、外侧区的皮神经来自颈丛和肋间神经。

（1）**锁骨上神经**：2~4 支，分布于胸前区上部的皮肤。

（2）**肋间神经的外侧皮支和前支**：肋间神经在腋前线附近发出外侧皮支，分布于胸外侧区和胸前区外侧部的皮肤。近胸骨外侧缘处肋间神经发出前皮支，分布于胸前区内侧部的皮肤。第 4~6 肋间神经的外侧皮支和第 2~4 肋间神经的前皮支还分布于女性乳房。肋间神经的皮支呈节段性分布。第 2 肋间神经的皮肤分布相当于胸骨角平面，第 4 肋间神经分布于男性乳头平面，第 6 肋间神经相当于剑突平面，第 8 肋间神经相当于肋弓平面，第 10 肋间神经分布于脐平面。肋间神经皮支的分布特点有助于测定麻醉平面和诊断脊髓损伤节段。

（三）乳房

1. 位置　**乳房**是皮肤特殊分化的器官。小儿和男性的乳房不发达。女性乳房位于胸肌筋膜前面，胸骨旁线与腋中线之间，平第 2~6 肋。乳房与胸肌筋膜之间的间隙称**乳房后间隙**，内有疏松结缔组织和淋巴管。乳房可轻度移动，乳腺癌时乳房的活动度减小或消失。

2. 形态结构　乳房由皮肤、纤维组织、脂肪组织和乳腺构成。女性乳房的大小和形态变化较大。乳房表面中央有乳头。乳头周围色泽较深的环行区称**乳晕**。乳腺被结缔组织分隔为 15～20 个乳腺叶，每个乳腺叶又分为若干个乳腺小叶。每个乳腺叶有一输乳管，末端开口于乳头。乳腺叶和输乳管以乳头为中心呈放射状排列，故乳房脓肿切开引流时应做放射状切口，以免损伤输乳管。乳房结缔组织中有许多纤维束，两端分别附着于皮肤和胸肌筋膜，称**乳房悬韧带**或 **Cooper 韧带**。乳腺癌时，纤维组织增生，乳房悬韧带相对变短，皮肤形成许多小凹陷，称"橘皮样变"。

3. 淋巴引流　乳房的淋巴主要注入腋淋巴结，引流方向主要有 5 个。

（1）外侧部和中央部的淋巴管→胸肌淋巴结。

（2）上部的淋巴管→尖淋巴结和锁骨上淋巴结。

（3）内侧部的淋巴管→胸骨旁淋巴结。

（4）深部的淋巴管→胸肌间淋巴结或尖淋巴结。

（5）内下部的淋巴管→通过腹壁和膈下的淋巴管与肝的淋巴管交通。

乳腺癌发生淋巴转移时，可侵犯腋淋巴结和胸骨旁淋巴结。如果淋巴回流受阻，肿瘤细胞可转移至对侧乳房或肝。

二、深层结构

（一）深筋膜

1. 浅层　浅层较薄弱，覆盖于胸大肌和前锯肌表面，向上附着于锁骨，向下接腹外斜肌表面的筋膜，内侧附着于胸骨，向后与胸背区的深筋膜相续。

2. 深层　深层位于胸大肌深面，向上附着于锁骨，包绕锁骨下肌和胸小肌,在胸小肌下缘与浅层汇合,并与腋筋膜相续。位于喙突、锁骨下肌和胸小肌的筋膜称**锁胸筋膜**。胸肩峰动脉的分支和胸外侧神经穿出该筋膜,分布于胸大、小肌。头静脉和淋巴管穿该筋膜分别注入腋静脉和腋淋巴结。手术切开锁胸筋膜时应注意保护胸外侧神经和头静脉。

(二) 胸廓外肌层

胸廓外肌层包括胸上肢肌和部分腹肌。浅层有**胸大肌**、腹直肌和腹外斜肌的上部,深层有**锁骨下肌**、**胸小肌**和**前锯肌**。胸大肌和胸小肌的间隙称**胸肌间隙**,内含疏松结缔组织和2~3个**胸肌间淋巴结**。胸肌间淋巴结接受胸大、小肌和乳腺深部的淋巴管,其输出淋巴管注入尖淋巴结。胸大肌较宽大,且位置表浅,故常用胸大肌填充胸部残腔或修补胸壁缺损。

(三) 胸廓和肋间隙

胸廓除保护和支持胸腹腔器官外,主要参与呼吸运动。胸廓的形状有明显的个体差异,与年龄、性别和健康情况等因素有关。在严重肺气肿患者,胸廓前后径显著增大而形成桶状胸。

肋间隙内有肋间肌、肋间血管、神经和结缔组织等。肋间内肌和肋间最内肌之间有肋间血管、神经通过。肋间后动脉和肋间后静脉与肋间神经伴行。肋颈干发出的最上肋间动脉分布于第1、2肋间隙,肋间后动脉分布于第3~11肋间隙。肋间神经共11对。第2肋间神经外侧皮支的后支较粗大,称**肋间臂神经**。该神经斜穿腋窝底至臂上部内侧,分布于腋窝底和臂上部内侧的皮肤。下5对肋间神经和肋下神经自胸壁进入腹壁,分布于腹肌的前外侧群和腹壁皮肤,故在肋弓附近做手术时应注意保护这些神经。

肋间外肌	在肋骨前端处向前续为**肋间外膜**
肋间内肌	位于肋间外肌的深面，在肋角处向后续为**肋间内膜**
肋间最内肌	位于肋间隙的中份，肌束方向与肋间内肌相同

常在肩胛线或腋后线第 7、8 肋间隙，下一肋上缘偏中部作胸膜腔穿刺，以免损伤肋间血管神经。位于肋角内侧的**肋间淋巴结**后组较恒定，其输出淋巴管注入胸导管。

（四）胸廓内血管

胸廓内动脉贴第 1 ~ 6 肋软骨后面，沿胸骨侧缘外侧约 1.5cm 下行，至第 6 肋间隙分为肌膈动脉和腹壁上动脉。胸廓内动脉上段发出的心包膈动脉与膈神经伴行。胸廓内动脉上段的后面紧贴胸内筋膜，下段借胸横肌与胸内筋膜分隔。两条胸廓内静脉与同名动脉伴行。**胸骨旁淋巴结**沿胸廓内血管排列，引流腹前壁和乳房内侧部的淋巴，并收纳膈上淋巴结的输出淋巴管，其输出淋巴管参与合成支气管纵隔干。

（五）胸内筋膜

胸内筋膜衬托于胸廓内面，向上覆盖于胸膜顶上面，称胸膜上膜，对胸膜顶有固定和保护作用；向下覆盖于膈上面，称膈上筋膜。胸骨、肋和肋间肌内面的部分较厚，脊柱两侧的部分较薄。

第三节　膈

一、位置和分部

（一）位置

膈呈穹隆状，位于胸、腹腔之间，封闭胸廓下口。中央部较平坦，两侧隆凸。右侧隆凸比左侧高，最高点达第5肋间隙。膈的位置因年龄、体位、呼吸和腹腔器官充盈状态的不同而有所变化。小儿膈的位置较高，老人较低。坐立时膈的位置较低，仰卧时腹腔器官推向胸腔，膈的位置升高。膈的上面与胸膜腔、肺和心包腔相邻，下面与肝、胃和脾相邻。

（二）分部

膈的腱膜部分为**中心腱**，呈三叶状。肌性部分为胸骨部、肋部和腰部。胸骨部起自剑突后面，肋部起自下6肋，腰部的内侧肌束以**左脚**和**右脚**起自上2~3个腰椎体，外侧肌束起自内、外侧弓状韧带。各部肌束止于中心腱。肌性部分的各部相邻处缺乏肌纤维，上面覆以膈上筋膜和膈胸膜，下面覆以膈下筋膜和腹膜，形成膈的薄弱区，如位于胸骨部和肋部之间的**胸肋三角**，有腹壁上血管以及来自腹壁和肝上面的淋巴管通过；腰肋三角位于腰部和肋部之间，其前方与肾相邻，后方有肋膈隐窝，故肾手术时应特别注意，以免撕破而引起气胸。胸肋三角和腰肋三角是膈疝的好发部位。

二、裂孔

腔静脉孔	平第8胸椎，在正中线右侧2~3cm处	有下腔静脉通过
食管裂孔	平第10胸椎，在正中线左侧2~3cm处	有食管、迷走神经前干、迷走神经后干、胃左血管的食管支和来自肝后部的淋巴管通过，是膈疝的好发部位之一。膈右脚的部分肌纤维围绕食管形成肌环，对食管裂孔起钳制作用。膈食管韧带可固定食管。腹部器官可经食管裂孔突入胸腔，形成食管裂孔疝

续表

主动脉裂孔	在膈左、右脚和脊柱之间，平第 12 胸椎，正中线稍偏左侧	有主动脉、胸导管和来自胸壁的淋巴管通过。奇静脉和半奇静脉也可通过主动脉裂孔

三、膈的血管、淋巴引流和神经

（一）血管

膈的血液供应来自心包膈动脉、肌膈动脉、膈上动脉、下位肋间后动脉的分支和膈下动脉。伴行静脉注入胸廓内静脉、肋间后静脉和下腔静脉等。

（二）淋巴引流

膈的淋巴管注入膈上、下淋巴结。**膈上淋巴结**分为前、中、后群。分别位于剑突后方、膈神经入膈处和主动脉裂孔附近，引流膈、壁胸膜、心包和肝上面的淋巴，其输出淋巴管注入胸骨旁淋巴结和纵隔前、后淋巴结。**膈下淋巴结**沿膈下动脉排列，引流膈下面后部的淋巴，其输出淋巴管注入腰淋巴结。

（三）神经

膈的中央部分由颈部肌节发育而来，故由颈丛的分支**膈神经**支配。其余部分由胸下部肌节发育而来，受下 6~7 对肋间神经支配。膈神经（$C_{3~5}$前支）起自颈丛，经锁骨下动、静脉之间进入胸腔，继而经肺根前方，于纵隔胸膜与心包之间下行至膈。膈神经受刺激时可出现呃逆。**副膈神经**在膈神经的外侧下行，达胸腔上部与膈神经汇合。国人副膈神经的出现率为 48% 左右。

第四节 胸膜和胸膜腔

一、胸膜

胸膜分为脏胸膜和壁胸膜两部。**脏胸膜**被覆于肺的表面，与肺紧密结合。**壁胸膜**贴附于胸内筋膜内面、膈上面和纵隔侧面，可将胸膜分为**肋胸膜、膈胸膜、纵隔胸膜和胸膜顶**等四部分。胸膜顶高出锁骨内侧 1/3 上方 2~3cm。其上面的胸内筋膜对胸膜顶起固定作用。壁胸膜与胸内筋膜之间有疏松结缔组织，脊柱两旁较发达，两层膜易于分离。肺切除术时，若脏胸膜与壁胸膜粘连，可将壁胸膜与胸内筋膜分离，将肺连同壁胸膜一起切除。

脏胸膜和壁胸膜在肺根下方相互移行的双层胸膜构成**肺韧带**。肺韧带连于肺与纵隔之间，呈额状位，有固定肺的作用。

二、胸膜腔

脏、壁胸膜之间形成的潜在性间隙，称**胸膜腔**。胸膜腔左右各一，内为负压，含有少量浆液。当气胸、胸膜腔积液或胸膜粘连时，会影响呼吸功能。

在某些部位，壁胸膜互相反折形成的胸膜腔称**胸膜隐窝**。肋胸膜与膈胸膜转折形成半环形的**肋膈隐窝**，在平静呼吸的深度约为 5cm，是胸膜腔的最低部位，胸膜腔积液首先积聚于此。在肺前缘的前方，肋胸膜与纵隔胸膜转折形成**肋纵隔隐窝**。由于左肺心切迹的存在，左侧肋纵隔隐窝较右侧大。

三、胸膜反折线的体表投影

肋胸膜与膈胸膜的反折线为胸膜下界，纵隔胸膜前缘和后

缘的反折线分别为胸膜前界和胸膜后界。胸膜前界和胸膜下界
有较重要的实用意义，心包穿刺、胸骨劈开、前纵隔手术和肾
手术时，应注意勿损伤胸膜。

（一）胸膜前界

两侧胸膜前界自锁骨内侧 1/3 上方 2～3cm 处向内下方经胸
锁关节后面，至第 2 胸肋关节高度两侧靠拢，继而于正中线偏
外垂直向下。左侧至第 4 胸肋关节高度斜向外下，沿胸骨外侧
2～2.5cm 下行，达第 6 肋软骨中点处移行为下界。右侧至第 6
胸肋关节高度移行为下界，跨过右剑肋角者约占 1/3，故心包
穿刺部位以左剑肋角处较为安全。两侧胸膜前界在第 2～4 胸肋
关节高度靠拢，上段和下段彼此分开，形成上、下两个三角形
无胸膜覆盖区。上区称胸腺区，内有胸腺。下区称心包区，内
有心包和心。两侧胸膜前界可相互重叠，出现率约为 26%，老
年人可达 39.5%。开胸手术时应注意这种情况，以免引起两侧
气胸。

（二）胸膜下界

左侧起自第 6 肋软骨中点处，右侧起自第 6 胸肋关节后方，
斜向外下方。左右侧在锁骨中线、腋中线和肩胛线分别与第 8、
10 和 11 肋相交，在后正中线两侧平第 12 胸椎棘突。右侧胸膜
下界比左侧略高。

四、胸膜的血管、淋巴引流和神经

（一）血管

脏胸膜的血液供应来自支气管动脉的分支，壁胸膜的血液
供应主要来自肋间后动脉、胸廓内动脉和心包膈动脉的分支。
静脉与动脉伴行，最终注入上腔静脉和肺静脉。

（二）淋巴引流

脏胸膜的淋巴管与肺的淋巴管吻合，注入支气管肺淋巴结。壁胸膜的淋巴管注入胸骨旁淋巴结、肋间淋巴结、腋淋巴结、膈上淋巴结和纵隔淋巴结。

（三）神经

部位	神经
脏胸膜	由肺丛的内脏感觉神经分布，对牵拉刺激敏感
壁胸膜	由脊神经的躯体感觉神经分布，对机械性刺激敏感，外伤或炎症时可引起剧烈疼痛
肋胸膜和膈胸膜周围部	肋间神经分布，受刺激时疼痛沿肋间神经向胸壁和腹壁放射
胸膜顶、纵隔胸膜和膈胸膜中央部	膈神经分布，受刺激时引起的颈肩部牵涉性疼痛对疾病诊断有重要意义

第五节　肺

一、位置和体表投影

（一）位置

肺位于胸腔内、纵隔两侧，借肺根和肺韧带与纵隔相连，左右各一。肺的肋面、膈面和纵隔面分别朝向胸壁、膈和纵隔。**肺尖**的上方覆以胸膜顶，突入颈根部。**肺底**隔膈与腹腔器官相邻。

（二）体表投影

肺尖高出锁骨内侧 1/3 上方 2~3cm。肺的前界、后界和下界相当于肺的前缘、后缘和下缘。肺的前界几乎与胸膜前界一致，仅左肺前界在第 4 胸肋关节高度转向左，继而转向下，至第 6 肋软骨中点移行为下界。肺下界高于胸膜下界。平静呼吸时，在锁骨中线、腋中线和肩胛线分别与第 6、8、10 肋相交，在后正中线平对第 10 胸椎棘突。小儿肺下界比成年人的约高 1 个肋。

肺根前方平对第 2～4 肋间隙前端，后方平第 4～6 胸椎棘突高度。

二、结构

（一）肺叶

左肺被**斜裂**分为上、下两叶，右肺被**水平裂**分为上、中、下三叶。有的个体肺裂不完全，也可出现额外的肺裂和肺叶。

（二）肺门和肺根

肺门位于肺纵隔面中部，为主支气管、肺动脉、肺静脉、支气管动脉、支气管静脉、淋巴管和神经出入的部位，又称第一肺门。支气管肺门淋巴结位于肺门处，一般呈黑色。肺结核或肿瘤引起支气管肺门淋巴结肿大时，可压迫支气管，严重的可引起肺不张。

肺根为出入肺门的结构，被胸膜包绕而形成。肺根内结构的排列自前向后为上肺静脉、肺动脉、主支气管和下肺静脉。自上而下，左肺根内结构的排列为左肺动脉、左主支气管、左上肺静脉、左下肺静脉，右肺根为右肺上叶支气管、右肺动脉、中间支气管和右下肺静脉。由于肺静脉的位置最低，手术切断肺韧带时应注意保护肺静脉。两肺根前方有膈神经和心包膈血管，后方有迷走神经，下方连有肺韧带。右肺根后上方有奇静脉弓勾绕，左肺根上方有主动脉弓跨过。

（三）支气管肺段

每一**肺段支气管**及其分支分布的肺组织称**支气管肺段**，简称肺段。肺段呈圆锥形，底位于肺表面，尖朝向肺门。肺段之间含有少量结缔组织和段间静脉，是肺段切除的标志。右肺有10个肺段。左肺由于尖段支气管与后段支气管、内侧底段支气管与前底段支气管常出现共干，相应出现尖后段和内侧前底段，故可有8个肺段。

三、血管

肺的血管包括：①肺血管，为功能性血管，参与气体交换；②支气管血管，为营养性血管，供给氧气和营养物质。

肺动脉和支气管动脉的终末支之间存在吻合。肺动脉狭窄或栓塞时，吻合支可扩大，支气管动脉代偿肺动脉，参与气体交换。在慢性肺疾病，压力较高的支气管动脉血液流向肺动脉，可加重肺动脉高压。

肺动脉	在肺内的分支多与支气管的分支伴行
肺静脉	在肺内的属支分为段内静脉和段间静脉，段间静脉收集相邻肺段的血液。左肺上、下静脉分别收集左肺上、下叶的血液。右肺上静脉收集右肺上、中叶的血液，右肺下静脉收集右肺下叶的血液
支气管动脉	为 1~3 支，起自胸主动脉或右肋间后动脉，与支气管的分支伴行入肺，分布于支气管、肺动脉、肺静脉、肺淋巴结、肺实质和脏胸膜等
支气管静脉	左侧注入半奇静脉，右侧注入奇静脉或上腔静脉

四、淋巴引流

肺有浅、深两组淋巴管：浅组位于脏胸膜深面，深组位于各级支气管周围。**肺泡壁无淋巴管**。浅、深两组淋巴管主要在肺门处相互吻合，回流入支气管肺门淋巴结。肺的淋巴结包括支气管肺门淋巴结和位于肺内支气管周围的肺淋巴结。

五、神经

肺由内脏神经支配，包括迷走神经和交感神经的分支，两者在肺根前、后方形成肺丛，其分支经肺根分布于肺。副交感神经兴奋引起支气管平滑肌收缩、血管扩张和腺体分泌；交感神经兴奋的作用则相反。哮喘时可用拟交感神经性药物以解除支气管平滑肌痉挛。

内脏感觉纤维分布于各级支气管黏膜、肺泡和脏胸膜，随迷走神经传导至脑。

第六节　纵隔

一、概述

（一）位置与境界

纵隔是左右纵隔胸膜之间所有器官、结构和结缔组织的总称。纵隔呈矢状位，位于胸腔正中偏左，上窄下宽，前短后长。纵隔的前界为胸骨，后界为脊柱，两侧为纵隔胸膜，上为胸廓上口，下为膈。正常情况下，纵隔的位置较固定。一侧发生气胸时，纵隔向对侧移位。

（二）分区

解剖学四分法，即：以胸骨角和第 4 胸椎体下缘的平面，将纵隔分为上纵隔和下纵隔，下纵隔又以心包的前、后壁为界分为前纵隔、中纵隔和后纵隔。

临床三分法：即以气管和支气管的前壁以及心包后壁为界分为前纵隔和后纵隔，前纵隔又以胸骨角平面分为上纵隔和下纵隔。

（三）整体观

1. 前面观 上纵隔在少儿可见发达的胸腺，成人则为胸腺剩件；下纵隔可见部分心包。

2. 左侧面观 纵隔左侧面的中部有左肺根。肺根的前下方有心包隆凸。左膈神经和心包膈血管经主动脉弓的左前方和肺根的前方下行，再沿心包侧壁下行至膈。左迷走神经于主动脉弓的左前方和肺根的后方下行，在主动脉弓左前方发出左喉返神经。肺根后方尚有胸主动脉、交感干及内脏大神经等，上方有主动脉弓及其分支左颈总动脉和左锁骨下动脉。左锁骨下动脉、脊柱和主动脉弓围成食管上三角，内有胸导管和食管胸部上段。心包、胸主动脉和膈围成食管下三角，内有食管胸部下段。

3. 右侧面观 纵隔右侧面的中部有右肺根。肺根前下方有心包隆凸。膈神经和心包膈血管经上腔静脉右侧和肺根的前方下行，再贴心包侧壁下行至膈。右迷走神经在右锁骨下动脉前方发出右喉返神经，于气管右侧和肺根的后方下行。肺根后方尚有食管、奇静脉、右交感干及内脏大神经等，上方有右头臂静脉、奇静脉弓、上腔静脉、气管和食管，下方有下腔静脉。

二、上纵隔

上纵隔的器官和结构由前向后可分：前层有胸腺、头臂静脉和上腔静脉，为胸腺-静脉层；中层有主动脉弓及其分支、膈神经和迷走神经，为动脉层；后层有气管、食管和胸导管等。

（一）胸腺

1. 位置和毗邻　胸腺由左、右两叶构成，两叶之间借结缔组织相连。青春期后随着年龄的增长，胸腺内淋巴组织减少，逐渐被脂肪组织代替，成为胸腺剩件。胸腺位于胸膜围成的胸腺区内，前方为胸骨，后面附于心包和大血管前面，上达胸廓上口，下至前纵隔。胸腺可达颈部，尤其是小儿。胸腺肿大时可压迫头臂静脉、主动脉弓和气管，出现发绀和呼吸困难。

2. 血管、淋巴和神经　胸腺的动脉来自胸廓内动脉和甲状腺下动脉，伴行静脉注入头臂静脉或胸廓内静脉。胸腺的淋巴管注入纵隔前淋巴结或胸骨旁淋巴结。神经来自颈交感干和迷走神经的分支。

（二）上腔静脉及其属支

1. 上腔静脉　由左、右头臂静脉在右侧第1胸肋结合处汇合而成，下行至第2胸肋关节后方穿纤维心包，平第3胸肋关节下缘注入右心房。在穿纤维心包之前，有奇静脉弓注入。上腔静脉前方有胸膜和肺，后方有气管和迷走神经，左侧有升主动脉和主动脉弓，右侧有右膈神经和心包膈血管。

2. 头臂静脉　由颈内静脉和锁骨下静脉在胸锁关节后方汇合而成。左头臂静脉长6~7cm，向右下斜越左锁骨下动脉、左颈总动脉和头臂干的前面。<u>左头臂静脉有时位于颈部气管的前方，尤以儿童多见，故气管切开术或针刺时应注意这种存在的可能性。</u>

（三）主动脉弓及其分支

1. 位置　主动脉弓平右侧第2胸肋关节高度续升主动脉，弓形弯向左后方，跨左肺根，至第4胸椎体下缘左侧移行为胸主动脉。主动脉弓凹侧发出支气管动脉，凸侧发出**头臂干**、**左颈总动脉**和**左锁骨下动脉**。小儿的主动脉弓位置较高，可达胸骨柄上缘。

2. 毗邻　主动脉弓左前方有胸膜、左肺、左膈神经、心包膈血管和左迷走神经等，右后方有气管、食管、左喉返神经、胸导管和心深丛，上方有主动脉弓的三大分支及其前面的左头臂静脉和胸腺，下方有肺动脉、动脉韧带、左喉返神经、左主支气管和心浅丛。主动脉瘤压迫气管时可出现呼吸困难，累及左喉返神经时可影响发音。

3. 动脉韧带　动脉韧带为一纤维结缔组织索，连于主动脉弓下缘和左肺动脉的起始部，长 0.5 ~ 2.3cm，直径 0.2 ~ 0.6cm。动脉韧带是胚胎时期动脉导管的遗迹，若在出生后 1 年内尚未闭锁，则为先天性动脉导管未闭。左膈神经、左迷走神经和左肺动脉围成**动脉导管三角**，内有动脉韧带、左喉返神经和心浅丛。动脉导管三角是手术中寻找动脉导管的标志。在实施动脉导管结扎术时，注意勿伤及左喉返神经。

（四）气管胸部和主支气管

1. 位置　气管胸部位于上纵隔中央，上端平胸骨的颈静脉切迹与颈部相续，下端平胸骨角分为左、右主支气管，分叉处称气管杈。在气管杈内面有一凸向上的半月形**气管隆嵴**，是支气管镜检查时辨认左、右主支气管起点的标志。

气管的长度和横径因年龄和性别而不同，男性成人活体的全长为 13.6cm，女性为 12.11cm。因此，气管内异物容易进入右主支气管，支气管镜或支气管插管也易置入右主支气管。

	形态	长度 （cm）	下缘与气管 中线的交角	走行
左主 支气管	细长而倾斜	4.5～4.8	37.5°	平第5胸椎 入左肺门
右主 支气管	粗短而陡直	1.9～2.1	23°	平第6胸椎 入右肺门

2. 毗邻　气管胸部前方有胸骨柄、胸腺、左头臂静脉、主动脉弓、头臂干、左颈总动脉和心深丛，后方有食管，左后方有左喉返神经，左侧有左迷走神经和左锁骨下动脉，右侧有奇静脉弓和右迷走神经，右前方有右头臂静脉和上腔静脉。左主支气管前方有左肺动脉，后方有胸主动脉，中段上方有主动脉弓跨过。右主支气管前方有升主动脉、右肺动脉和上腔静脉，上方有奇静脉弓。

3. 血管、淋巴和神经　气管和主支气管的动脉主要来自甲状腺下动脉、支气管动脉、肋间动脉和胸廓内动脉，静脉注入甲状腺下静脉、头臂静脉和奇静脉。主支气管淋巴管注入**气管支气管淋巴结**，气管淋巴管注入气管支气管淋巴结和**气管旁淋巴结**，最终汇入支气管纵隔干。由于支气管肺淋巴结、气管支气管淋巴结和气管旁淋巴结引流肺、气管和支气管的淋巴，<u>在成年人可呈黑色</u>。迷走神经和交感神经的分支分布于气管和主支气管的黏膜和平滑肌。

食管胸部、胸导管和交感干位于上纵隔后部和后纵隔。

三、下纵隔

下纵隔分为前纵隔、中纵隔和后纵隔。

（一）前纵隔

前纵隔内有胸腺下部、纵隔前淋巴结和疏松结缔组织。<u>由</u>

于两侧胸膜接近，故前纵隔较狭窄。

（二）中纵隔

中纵隔内有心包、心、出入心的大血管根部、膈神经和心包膈血管等。

1. 心包 心包分为**纤维心包**和**浆膜心包**。浆膜心包的壁层衬于纤维心包的内面，并与纤维心包愈着，脏层紧贴于心和大血管根部的表面。因此，上腔静脉、下腔静脉、肺动脉、升主动脉和肺静脉的根部位于心包内。浆膜心包的脏、壁二层在大血管根部反折移行，围成心包腔。

（1）位置和毗邻：心包占据中纵隔。心包前壁隔胸膜和肺与胸骨和第 2～6 肋软骨相对，在胸膜围成的心包区直接与胸骨体下半部和左侧第 4～6 肋软骨相邻，因此常在左剑肋角做心包穿刺，以免损伤胸膜和肺。心包后方有主支气管、食管、胸主动脉、奇静脉和半奇静脉等。两侧为纵隔胸膜，膈神经和心包膈血管下行于心包与纵隔胸膜之间。上方有上腔静脉、升主动脉和肺动脉。心包下壁与膈中心腱愈着。

（2）心包腔：**心包腔**含有少量浆液，心包积液时可压迫心。浆膜心包的壁、脏二层反折处的间隙称**心包窦**。位于升主动脉、肺动脉和上腔静脉、左心房前壁之间的间隙称**心包横窦**，可通过一手指。心和大血管手术时，可在心包横窦处钳夹升主动脉和肺动脉，以暂时阻断血流。位于左肺静脉、右肺静脉、下腔静脉、左心房后壁和心包后壁之间的间隙称**心包斜窦**。位于前壁与下壁反折处的间隙称**心包前下窦**，深 1～2cm，是心包腔的最低部位，心包积液首先积聚于此。

（3）血管、淋巴引流和神经：心包的动脉来自心包膈动脉、肌膈动脉和食管动脉等。静脉与动脉伴行，注入胸廓内静脉、奇静脉和半奇静脉等。心包的淋巴管注入纵隔前淋巴结、纵隔后淋巴结和膈上淋巴结。神经来自膈神经、肋间神经、左喉返神经、心丛、肺丛和食管丛等。

2. 心　呈倒置圆锥形，前后略扁。**心底**朝向右后上方，与上腔静脉、下腔静脉和左、右肺静脉血管相连。**心尖**朝向左前下方，圆钝游离，体表投影位于左侧第 5 肋间隙锁骨中线内侧 1～2cm。心表面借**冠状沟**、**前室间沟**、**后室间沟**和**房间沟**分为**左心房**、**右心房**、**左心室**和**右心室**。

（1）位置和毗邻：心周围裹以心包，前方对向胸骨体和第 2～6 肋软骨，后方平第 5～8 胸椎。约 2/3 位于身体正中矢状面的左侧，1/3 位于右侧。

心的体表投影用四点的连线表示：左上点在左第 2 肋软骨下缘距胸骨侧缘约 1.2cm，右上点在右第 3 肋软骨下缘距胸骨侧缘 1cm，左下点在左侧第 5 肋间隙距前正中线 7～9cm，右下点在右第 6 胸肋关节处。左、右上点的连线为心上界，左、右下点的连线为心下界，左上、左下点间向左微凸的弧形线为心左界，右上、右下点间向右微凸的弧形线为心右界。心瓣膜的体表投影和心听诊部位不同。

（2）血管：心的血液供应来自左、右冠状动脉。心的主要静脉注入**冠状窦**，冠状窦开口于右心房。有些小静脉直接注入右心房。

左冠状动脉	起自主动脉左窦，分为前室间支和旋支
前室间支	沿前室间沟下行，分布于左心室前壁、部分右心室前壁和室间隔前 2/3 部
旋支	沿冠状沟左行，分布于左心房、左心室左侧面和膈面

续表

右冠状动脉	起自主动脉右窦，沿冠状沟行至房室交点处分为后室间支和左室后支
后室间支	分布于右心房、右心室和室间隔后1/3部
左室后支	分布于左心室下壁

（3）淋巴：心的淋巴管注入气管支气管淋巴结和纵隔前淋巴结。

（4）神经：心的神经来自心浅丛和心深丛，分布于心肌、传导系和冠状动脉。交感神经兴奋使心跳加快、心收缩力增强和冠状动脉扩张，副交感神经的作用则相反。

（三）后纵隔

后纵隔内有食管、迷走神经、胸主动脉、奇静脉、半奇静脉、副半奇静脉、胸导管、交感干胸部和纵隔后淋巴结等。

1. 食管胸部 位于上纵隔后部和后纵隔，向上经胸廓上口与食管颈部相接，向下穿膈食管裂孔续为食管腹部。食管与胸主动脉交叉，上部位于胸主动脉右侧，下部位于胸主动脉的前方。

（1）毗邻：食管前方有气管、气管杈、左主支气管、左喉返神经、右肺动脉、迷走神经的食管前丛、心包、左心房和膈。后方有食管后丛、胸主动脉、胸导管、奇静脉、半奇静脉、副半奇静脉和右肋间后动脉。左侧有左颈总动脉、左锁骨下动脉、主动脉弓、胸主动脉、胸导管上段。右侧有奇静脉弓。左主支气管平第4~5胸椎水平跨越食管的前方，该处食管较狭窄，是异物滞留和食管癌的好发部位。左心房扩大可压迫食管，食管钡餐造影时出现明显的食管压迹。

食管左侧只有在食管上、下三角处与纵隔胸膜相贴，右侧除奇静脉弓处以外全部与纵隔胸膜相贴。右侧纵隔胸膜在肺根以下常突入食管与奇静脉和胸导管之间，形成**食管后隐窝**，故经左胸做食管下段手术时可能破入右侧胸膜腔，导致气胸。

（2）血管、淋巴引流和神经：食管胸上段的动脉来自肋间后动脉和支气管动脉，胸下段的动脉来自胸主动脉发出的**食管动脉**。**食管静脉**注入奇静脉、半奇静脉和副半奇静脉。食管胸上段的淋巴管注入气管支气管淋巴结，胸下段的淋巴管注入纵隔后淋巴结和胃左淋巴结。食管的部分淋巴管不经淋巴结，直接注入胸导管。食管胸部的神经来自喉返神经、迷走神经和交感干。喉返神经支配食管的骨骼肌，交感神经和副交感神经支配平滑肌，感觉神经分布于黏膜。

2. 迷走神经 经肺根的后方下行。迷走神经和交感干的分支分别在主动脉弓前下方及主动脉弓与气管杈之间构成**心浅丛**和**心深丛**；在肺根的周围构成**肺丛**。左、右迷走神经的分支在食管的前面和后面构成**食管前丛**和**食管后丛**，向下汇合成迷走神经前干和**迷走神经后干**，经食管裂孔入腹腔。

3. 胸主动脉 平第4胸椎体下缘续接主动脉弓，沿脊柱和食管的左侧下行，逐渐转至脊柱的前方和食管的后方，平第12胸椎穿膈主动脉裂孔后续为腹主动脉。在胸主动脉和食管胸部的周围有**纵隔后淋巴结**，较小，引流食管胸部、膈和肝的淋巴，其输出淋巴管注入胸导管。

4. 奇静脉、半奇静脉和副半奇静脉 **奇静脉**在右膈脚处起自右腰升静脉，沿食管后方和胸主动脉右侧上行，至第4胸椎体高度向前勾绕右肺根，注入上腔静脉。奇静脉收集右侧肋间静脉、食管静脉、支气管静脉和半奇静脉的血液。奇静脉上连上腔静脉，下借右腰升静脉连下腔静脉，故是沟通上腔静脉系和下腔静脉系的重要通道之一。当上腔静脉或下腔静脉阻塞时，该通道可成为重要的侧副循环途径。**半奇静脉**在左膈脚处起自左腰升静脉，沿胸椎体左侧上行，达第 8 胸椎体高度经胸主动脉和食管后方向右跨越脊柱，注入奇静脉。半奇静脉收集左侧下部肋间后静脉、食管静脉和副半奇静脉的血液。**副半奇静脉**沿胸椎体左侧下行，注入半奇静脉或奇静脉。副半奇静脉收集左侧上部的肋间后静脉的血液。

5. 胸导管　平第 12 胸椎下缘高度起自乳糜池，经主动脉裂孔进入胸腔，于胸主动脉与奇静脉之间上行，至第 5 胸椎高度经食管与脊柱之间向左侧斜行，后经食管与左侧纵隔胸膜之间上行至颈部，注入左静脉角。胸导管上段和下段与纵隔胸膜相贴，故胸导管上段或下段损伤并伴有纵隔胸膜破损时，可引起左侧乳糜胸或右侧乳糜胸。

6. 胸交感干　位于脊柱两侧，奇静脉和半奇静脉的后外方，肋头和肋间血管的前方。胸交感干借**白交通支和灰交通支**与肋间神经相连。每侧交感干有 10～12 个**胸神经节**。上 5 对胸神经节发出的节后纤维参与构成心丛、肺丛和食管丛。**内脏大神经**由第 6～9 胸神经节穿出的节前纤维构成，沿脊柱前面倾斜下降，穿膈脚终于腹腔神经节。**内脏小神经**由第 10～12 胸神经节穿出的节前纤维构成，穿膈脚终于主动脉肾节。

四、纵隔间隙

纵隔各器官和结构之间含有丰富的疏松结缔组织，并在某些部位构成间隙，这有利于大血管搏动、呼吸时气管运动和食管蠕动等。后纵隔内的疏松结缔组织特别丰富。纵隔间隙与颈部和腹部的间隙相通，故颈部的渗血和感染可向下蔓延至纵隔，纵隔气肿的气体可向上扩散至颈部，纵隔的渗血和感染可向下蔓延至腹部。

胸骨后间隙	位于胸骨和胸内筋膜之间。该间隙炎症可向膈蔓延，甚至穿膈扩散至腹部
气管前间隙	位于上纵隔，在气管和气管杈与主动脉弓之间，向上与颈部的气管前间隙相通
食管后间隙	位于食管与脊柱胸段之间的疏松结缔组织，内有奇静脉、副半奇静脉和胸导管等。食管后间隙向上与咽后间隙相通，向下通过膈的潜在性裂隙与腹膜后隙相通

五、纵隔淋巴结

纵隔淋巴结较多，分布广泛，且淋巴结排列不规则，各淋巴结群间也无明显界线。主要有以下几群。

（一）纵隔前淋巴结

纵隔前淋巴结位于上纵隔前部和前纵隔内，在大血管、动脉韧带和心包的前方，收纳胸腺、心包、心等器官的淋巴，其输出管参与组成支气管纵隔干。**纵隔前上淋巴结**位于胸腺后方，大血管附近，可分为左、右两群。

左群一般为 3~6 个淋巴结，但可多达 10 个。排列于主动脉弓前上壁和左颈总动脉及左锁骨下动脉起始部前面的，称**主动脉弓淋巴结**；位于动脉韧带左侧者称**动脉韧带淋巴结**。它们收纳左肺上叶、气管及主支气管、心包和心右半的淋巴管，其输出管注入**左支气管纵隔干**，一部分淋巴管注入**颈外侧下深淋巴结**。

（二）纵隔后淋巴结

广义的**纵隔后淋巴结**指上纵隔后部和后纵隔内的淋巴结，包括食管旁淋巴结、支气管肺淋巴结、气管支气管淋巴结和气管旁淋巴结等。位于心包后面，沿食管胸段、气管和胸主动脉两侧排列。接受食管胸段、胸主动脉、心包和膈的淋巴管，输出管多直接注入胸导管。

1. 食管旁淋巴结 沿食管胸部的两侧排列，其左侧部位于食管胸部与胸主动脉之间，通常所谓的纵隔后淋巴结即指此群淋巴结。

2. 支气管肺淋巴结（肺门淋巴结） 位于肺门，3～5个。收纳肺的浅、深淋巴管，其输出淋巴管注入气管支气管上、下淋巴结。

3. 气管支气管下淋巴结（气管杈淋巴结） 2～5个，位于气管杈下方，左、右主支气管起始部之间。收纳右肺中、下叶和左肺上叶下部以及食管、心左半的一部分淋巴管，其输出管注入气管支气管上淋巴结。气管支气管下淋巴结是左、右肺淋巴管交汇的部位。

4. 气管支气管上淋巴结 位于气管下部和左、右支气管的外侧。两侧各有3～5个淋巴结，收纳左、右支气管肺淋巴结和气管支气管下淋巴结的淋巴管，并直接接受右肺上叶和中叶的淋巴管。

5. 气管旁淋巴结 位于气管胸段两侧，左、右各有3～5个淋巴结，它们收纳气管支气管上、下淋巴结的输出管，并接受来自食管、咽喉、甲状腺等处的淋巴。气管旁淋巴结输出管沿气管两侧上行，参与组成支气管纵隔干。

6. 肺淋巴结 沿肺内支气管和肺动脉分支排列，输出管注入肺门处的支气管肺淋巴结。支气管、气管及肺的淋巴结数目多，其淋巴引流的方向为：肺的淋巴管→肺淋巴结→支气管肺淋巴结→气管支气管上、下淋巴结→气管旁淋巴结→左、右支气管纵隔干→胸导管和右淋巴导管。

纵隔淋巴结大小变异很大，CT对于淋巴结病的诊断是形态诊断，不是病理诊断。淋巴结的大小与其所在部位有一定的关系。测量时，如果位于气管旁、肺门隆嵴下、食管旁、主动脉弓下区域的淋巴结短径为1cm时，一般认为淋巴结肿大。

第七节　胸部解剖操作

一、解剖胸壁、胸膜和肺

（一）切口

1. 胸前正中切口。

2. 胸上界切口。

3. 胸下界切口。

4. 胸部斜切口。

（二）解剖胸壁

1. 解剖肋间肌。

2. 开胸。

3. 观察胸横肌。

4. 解剖胸廓内动、静脉和胸骨旁淋巴结。

5. 解剖肋间后血管和肋间神经。

（三）探查胸膜腔

1. 探查胸膜配布。

2. 探查胸膜前界。

3. 探查胸膜下界。

4. 探查胸膜隐窝。

5. 触摸肺韧带。

（四）取肺

1. 解剖左肺根的结构。

2. 取左肺。

3. 解剖右肺根的结构。

4. 取右肺。

（五）解剖肺

1. 观察支气管动、静脉。

2. 解剖肺内支气管和支气管肺段。

二、解剖纵隔

（一）纵隔侧面观

1. 左侧面观　中部有左肺根。

2. 右侧面观　中部有右肺根断端。

（二）解剖上纵隔

1. 解剖胸腺。

2. 解剖头臂静脉和上腔静脉。

3. 解剖主动脉弓及其分支。

4. 解剖气管和左右主支气管。

（三）解剖中纵隔

1. 解剖膈神经和心包膈血管。

2. 解剖观察心包。

3. 探查心包窦。

4. 取心。

（四）解剖后纵隔

1. 解剖迷走神经。

2. 解剖食管。

3. 解剖胸主动脉。

4. 解剖奇静脉、半奇静脉和副半奇静脉支。

5. 解剖胸导管。

6. 解剖胸交感干及内脏大、小神经。

第八节　临床病例分析

病例：

女，45 岁。在打网球时来回奔跑，运动量增加后，突感胸部疼痛并向左臂内侧放射。

问题：

（1）患者胸部及左臂疼痛可能由什么原因引起？

（2）为何会感觉到沿左臂内侧的疼痛？

（3）胸部的内脏器官病变是否都会放射到左臂？

解答：

网球运动明显加大了体力活动，也增加了心脏的活动量和需氧量。患者胸部及左臂的疼痛可能是由于运动量增加，冠状动脉心肌供血不足引起心肌缺血。心肌缺血引起的疼痛也称为心绞痛。

当某些内脏器官发生病变时，常在体表的一定区域产生感觉过敏或疼痛，这些现象称为牵涉性痛。牵涉性痛可发生在患病器官邻近的皮肤区，也可发生在与患病器官相距较远的皮肤区。如肝、胆病变时，患者常在右肩部皮肤感到疼痛；心绞痛时，则可放射到左胸前区及左上臂内侧皮肤而感觉疼痛。一般认为，牵涉性痛的产生，是病变内脏的感觉纤维和被牵涉区的体表皮肤感觉纤维都进入脊髓同一节段的后角，而且它们在脊髓后角密切联系，或者在中枢其他部位的汇聚。因此，患病内脏的痛觉冲动可以扩散到邻近的躯体感觉接受区，因而产生相应皮肤的牵涉性痛。近年来，神经解剖学的研究表明，一个脊神经节神经细胞的周围突起分叉分别至躯体部位和内脏器官，提出这是牵涉性痛机制的形态学基础。

此外，患病内脏的痛觉传入冲动，可能直接激发躯体感觉接受区，而只引起患者皮肤的牵涉性痛。因此，了解各器官病变时牵涉性痛的发生部位，有一定的临床诊断意义。

小结速览

胸部
- 概述
  - 分区：胸壁、胸腔
  - 体表标志：颈静脉切迹、胸骨角、锁骨等
- 胸壁
  - 乳房形态结构：皮肤、纤维组织、脂肪组织和乳腺构成
  - 深层结构
    - 深筋膜：分为深浅两层
    - 胸廓外肌层：胸上肢肌和部分腹肌
    - 胸廓和肋间隙
    - 胸廓内血管
    - 胸内筋膜
  - 裂孔：腔静脉孔、食管裂孔、主动脉裂孔
- 胸膜反折线的体表投影：胸膜前、下界
- 肺的结构
  - 肺叶：左二右三
  - 肺门和肺根
  - 支气管肺段
- 纵隔
  - 上纵隔
  - 下纵隔：前、中、后纵隔

第四章 腹部

- ● **重点** 腹腔主要器官在腹壁前体表投影；结肠上、下区所含结构。
- ○ **难点** 腹股沟管、腹膜后隙所含结构。
- ★ **考点** 胃、肝、十二指肠、阑尾、肾的位置、毗邻。

第一节 概述

腹腔主要器官在腹前壁的投影如下。

右季肋区	腹上区	左季肋区
①右半肝大部分	①右半肝小部分及左半肝大部分	①左半肝小部分
②部分胆囊	②胆囊	②胃贲门、胃底及部分胃体
③结肠右曲	③胃幽门部及部分胃体	③脾
④右肾上部	④胆总管、肝固有动脉和门静脉	④胰尾
	⑤十二指肠大部分	⑤结肠左曲
	⑥胰的大部分	⑥部分左肾
	⑦两肾一部分及肾上腺	
	⑧腹主动脉及下腔静脉	

续表

右腰区	脐区	左腰区
①升结肠	①胃大弯（胃充盈时）	①降结肠
②部分回肠	②横结肠	②部分空肠
③右肾下部	③大网膜	③左肾下部
	④左、右输尿管	
	⑤十二指肠小部分	
	⑥空、回肠	
	⑦腹主动脉及下腔静脉	

右腹股沟区	腹下区	左腹股沟区
①盲肠	①回肠袢	①大部分乙状结肠
②阑尾	②膀胱（充盈时）	②回肠袢
③回肠末端	③子宫（妊娠后期）	
	④部分乙状结肠	
	⑤左、右输尿管	

第二节　腹前外侧壁

一、层次

（一）皮肤

1. 除脐部外，皮肤易与皮下组织分离。故临床上常在腹部采取皮瓣进行整形手术。

2. 皮肤的感觉神经有明显的节段性。故临床上常借皮肤感觉的缺失平面来初步判断脊髓或脊神经根的病变部位及外科手术所需的麻醉平面。

（二）浅筋膜

1. 脐平面以下浅筋膜　分为：①浅层，为 **Camper** 筋膜。②深层，为 **Scarpa** 筋膜。

2. 血管、淋巴管和皮神经

（1）脐平面以下有两条较大的浅血管：腹壁浅和旋髂浅血管。

（2）肝门静脉高压时，肝门静脉的血液反流向脐周静脉，形成以脐为中心的放射状静脉曲张，呈"**海蛇头**"征。

（3）上、下腔静脉之一有阻塞时，血液可取道另一腔静脉回流，形成"**纵行**"的腹壁浅静脉曲张。

（三）肌层

1. 腹直肌 手术时，切开腹直肌鞘前层后可向外侧牵拉腹直肌，暴露腹直肌鞘后层。但尽量不要向内侧牵拉，以防损伤胸神经前支。

2. 腹外斜肌 连于髂前上棘至耻骨结节间的腱膜卷曲增厚，形成**腹股沟韧带**。腹股沟韧带内侧端一小部分腱膜由耻骨结节向下后外侧转折并附于耻骨梳，其转折处形成三角形的**腔隙韧带**（陷窝韧带）。附于耻骨梳的部分构成**耻骨梳韧带**（Cooper 韧带）。腹外斜肌腱膜在耻骨结节外上方有一个三角形的裂隙，即腹股沟管浅环（皮下环），男性有精索，女性有子宫圆韧带通过。

3. 腹内斜肌 位于腹外斜肌的深面，亦为扁肌。肌纤维起自腹股沟韧带外侧 1/2～2/3、髂嵴及胸腰筋膜，呈扇形斜向内上，后部纤维垂直上升止于下 3 对肋，其余肌纤维在腹直肌外侧缘移行为腱膜，并分前后两层包裹腹直肌止于腹白线。

4. 腹横肌 腹内斜肌与腹横肌的下缘呈弓状行于精索的上方，构成腹股沟管的上壁。此两肌越过精索后，继续向内侧行至腹直肌的外侧缘、精索的后方时，在大多数情况下，肌纤维移行为腱膜并结合在一起，形成腹股沟镰，亦称联合腱，向下附着于耻骨梳韧带。

（四）腹横筋膜

在腹股沟韧带中点上方 1.5cm 处呈漏斗状突出，形成**腹股**

沟管深环。

（五）腹膜外组织

内有腹壁下血管和输精管等。

（六）壁腹膜

1. 5 条皱襞 脐正中襞、一对脐内侧襞和一对脐外侧襞。

2. 5 条皱襞形成 3 对小凹 膀胱上窝、腹股沟内侧窝和腹股沟外侧窝。

（七）腹前外侧壁深层的血管和神经

1. 腹壁下动脉 临床上作腹腔穿刺时，应在此投影的外上方进针。

2. 旋髂深动脉 临床上常取此作为营养动脉的带血管蒂髂骨移植。

3. 髂腹下神经 在髂前上棘内侧 2～3cm 处穿腹内斜肌行于腹外斜肌腱膜深面；在腹股沟管浅环上方 3～4cm 处，穿腹外斜肌腱膜至浅筋膜延续为髂腹下神经前皮支，分布于耻骨联合以上的皮肤。

4. 髂腹股沟神经 腹外斜肌腱膜的深面，髂腹股沟神经向下进入腹股沟管并行于精索的内侧，从腹股沟管浅环穿出后，其终末支分布于阴囊或大阴唇皮肤。

5. 生殖股神经 在腹股沟韧带上方分为股支和生殖支。生殖支又称精索外神经，由腹股沟管深环进入腹股沟管并沿精索外侧下行，从浅环穿出后，发出分支支配提睾及阴囊或大阴唇皮肤。生殖股神经的生殖支和髂腹股沟神经均常通过腹股沟管，并经浅环穿出，在手术显露腹股沟管或处理疝囊时，应尽量避免损伤这两条神经。

二、局部结构

（一）腹直肌鞘

腹直肌鞘是包裹腹直肌和锥状肌的纤维结缔组织，由 3 块扁肌的腱膜组成。前层由腹外斜肌腱膜和腹内斜肌腱膜的前层组成，后层由腹内斜肌腱膜的后层和腹横肌腱膜组成。腹直肌鞘后层的下缘呈一凹向下的弓状游离缘，称弓状线或半环线。在腹直肌外侧缘，腹直肌鞘前、后层相愈合，在腹前外侧壁形成一凸向外侧的半月形弧形，称半月线。

（二）腹白线和脐疝

腹白线亦称白线，由腹前外侧壁 3 层扁肌的腱膜在腹前正中线上互相交织而成，上宽下窄。腹白线的腱膜纤维在脐处环绕脐形成脐环。若此环薄弱、发育不良或残留有小裂隙，可形成脐疝。脐疝最常发生于 25 ~ 40 岁，女性多于男性，反复妊娠和肥胖是其最重要的诱因。

（三）腹股沟管

腹股沟管是男性精索或女性子宫圆韧带由腹膜外间隙斜穿腹前外侧壁至皮下而形成的一个潜在性裂隙，是腹前外侧壁的重要结构和薄弱部位。位于腹股沟韧带内侧半上方 1.5cm 处，并与之平行，长 4 ~ 5cm。管有两口四壁。

内口	又称深环或腹环，为腹横筋膜随精索向外突出而成的一个卵圆形裂隙，位于腹股沟韧带中点上方1.5cm 处。从腹膜腔内看，即相当于腹股沟外侧窝。腹股沟斜疝则是疝囊由腹股沟外侧窝处经腹环突入腹股沟管而形成
外口	又称浅环或皮下环，为腹外斜肌腱膜在耻骨结节外上方的一个三角形裂隙。精索或子宫圆韧带由此穿入皮下。外口位于腹股沟三角内，其内面恰与腹股沟内侧窝相对应，若疝囊由此突出，即为腹股沟直疝
前壁	大部分由腹外斜肌腱膜构成，仅其外上方有腹内斜肌最下部的肌纤维覆盖于精索前面，参与前壁的组成
后壁	由腹横筋膜和联合腱构成，在其内下方接近外口处，尚有反转韧带参与

续表

上壁	由腹内斜肌和腹横肌的游离下缘（弓状下缘）及其延续的联合腱构成
下壁	即腹股沟韧带

腹股沟疝修补术时，根据情况可将腹内斜肌和腹横肌的弓状下缘及联合腱在精索之前缝合于腹股沟韧带（加强前壁的Ferguson法），亦可将它们在精索之后拉向下缝合于腹股沟韧带或耻骨梳韧带上（加强后壁的Bassini法）。

（四）腹股沟三角

腹股沟三角，又称Hesselbach三角，由腹直肌外侧缘、腹股沟韧带和腹壁下动脉围成。三角区内无腹肌，腹横筋膜又较薄弱，加之腹股沟管浅环也位于此区，因此是腹前外侧壁的一个薄弱部位。

此区的腹壁层次由浅入深依次为：皮肤→浅筋膜→腹外斜肌腱膜及其形成的腹股沟管浅环→腹横筋膜→腹膜外组织→脐外侧襞内侧、腹股沟内侧窝处的腹膜壁层。

斜疝是指腹腔脏器（通常为肠管）从腹股沟管深环脱出进入腹股沟管并可从浅环降入阴囊。

要点	斜疝	直疝
发病年龄	多见儿童、青壮年	多见老年
突出途径	经腹股沟管，可进阴囊	经直疝三角，不进阴囊
疝块外形	椭圆或梨形、上部呈蒂柄状	半球形，底宽
回纳疝块后压深环	疝块不再突出	压深环后疝块仍突出
精索与疝囊关系	精索在疝囊后方	精索在疝囊前外方

续表

要点	斜疝	直疝
疝囊颈与腹壁下动脉关系	疝囊颈在腹壁下动脉外侧	疝囊颈在腹壁下动脉内侧
嵌顿机会	较多	极少

第三节 结肠上区

一、食管腹部

食管腹部在第 10 胸椎高度、正中矢状面左侧 2～3cm 处穿膈的食管裂孔进入腹腔，长 1～2cm，位于肝左叶的食管切迹处。食管进入腹腔后向左下连胃贲门，食管右缘与胃小弯之间无明显界限，而左缘与胃底之间借贲门切迹明显分界。

二、胃

（一）位置与毗邻

胃后壁隔网膜囊与胰、左肾上腺、左肾、脾、横结肠及其系膜相毗邻，这些器官共同形成胃床。

（二）网膜与韧带

1. 大网膜 连接于胃大弯与横结肠之间，呈围裙状下垂，遮盖于横结肠和小肠的前面，其长度因人而异。成人大网膜前两层和后两层通常愈着，使前两层上部直接由胃大弯连至横结肠，形成**胃结肠韧带**。大网膜具有很大的活动性，当腹腔器官发生炎症时（如阑尾炎），大网膜能迅速将其包绕以限制炎症的蔓延。

2. 小网膜 连于膈、肝静脉韧带裂和肝门与胃小弯和十二指肠上部之间的双层腹膜。其左侧部主要从肝门连于胃小弯，称肝胃韧带；右侧部从肝门连至十二指肠上部，称肝十二指肠韧带。小网膜右侧为游离缘，其后方为网膜孔。

3. 胃脾韧带 由胃大弯左侧部连于脾门，为双层腹膜结构，其上部内有胃短血管，下份有胃网膜左动、静脉。

4. 胃胰韧带 是由胃幽门窦后壁至胰头、胰颈或胰颈与胰体的移行部的腹膜皱襞。

5. 胃膈韧带 由胃底后面连至膈下，为双层腹膜结构，两层相距较远，使部分胃后壁缺少腹膜覆盖而形成胃裸区。

（三）血管与淋巴引流

1. 动脉 来自腹腔干及其分支，先沿胃大、小弯形成两个动脉弓，再由动脉弓上发出许多小支至胃前、后壁，在胃壁内进一步分支，吻合成网。

（1）**胃左动脉**：起于腹腔干，向左上方经胃胰皱襞深面至贲门附近，转向前下，在肝胃韧带内循胃小弯右下行，终支多与胃右动脉吻合。胃左动脉在贲门处分出食管支营养食管；行经胃小弯时发5～6支至胃前、后壁，胃大部切除术常在第1、2胃壁分支间切断胃小弯。偶尔肝固有动脉左支或副肝左动脉起于胃左动脉，故胃手术时慎勿盲目结扎。

（2）**胃右动脉**：起于肝固有动脉，也可起于肝固有动脉左支、肝总动脉或胃十二指肠动脉，下行至幽门上缘，转向左上，在肝胃韧带内沿胃小弯走行，终支多与胃左动脉吻合成胃小弯动脉弓，沿途分支至胃前、后壁。

（3）**胃网膜右动脉**：发自胃十二指肠动脉，在大网膜前两层腹膜间沿胃大弯左行，终支与胃左动脉吻合，沿途分支营养胃前、后壁和大网膜。

（4）**胃网膜左动脉**：起于脾动脉末端或其脾支，经胃脾韧带入大网膜前两层腹膜间，沿胃大弯右行，终支多与胃网膜右动脉吻合，形成胃大弯动脉弓，行程中分支至胃前、后壁和大网膜。胃大部切除术常从其第 1 胃壁支与胃短动脉间在胃大弯侧切断胃壁。

（5）**胃短动脉**：起于脾动脉末端或其分支，一般 3～5 支，经胃脾韧带至胃底前、后壁。

（6）**胃后动脉**：出现率约 72%，大多 1～2 支，起于脾动脉或其上极支，上行于网膜囊后壁腹膜后方，经胃膈韧带至胃底后壁。

2. 静脉　胃的静脉多与同名动脉伴行，均汇入肝门静脉系统。

胃右静脉	沿胃小弯右行，注入肝门静脉，途中收纳幽门前静脉，后者在幽门与十二指肠交界处前面上行，是辨认幽门的标志
胃左静脉	又称胃冠状静脉，沿胃小弯左行，至贲门处转向右下，汇入肝门静脉或脾静脉
胃网膜右静脉	沿胃大弯右行，注入肠系膜上静脉
胃网膜左静脉	沿胃大弯左行，注入脾静脉
胃短静脉	来自胃底，经胃脾韧带注入脾静脉
胃后静脉	多数人有，由胃底后壁经胃膈韧带和网膜囊后壁腹膜后方，注入脾静脉

3. 淋巴引流　胃的淋巴管分区回流至胃大、小弯血管周围的淋巴结群，最后汇入腹腔淋巴结。胃各部淋巴回流虽大致有一定方向，但因胃壁内淋巴管有广泛吻合，故几乎任何一处的胃癌皆可侵及胃其他部位相应的淋巴结。

（1）胃左、右淋巴结。

（2）胃网膜左、右淋巴结。

（3）贲门淋巴结。

（4）幽门上、下淋巴结。

（5）脾淋巴结。

（6）其他途径。

（四）神经

支配胃的运动神经有交感神经和副交感神经，感觉神经为内脏感觉神经。

1. 交感神经　交感神经抑制胃的分泌和蠕动，增强幽门括约肌的张力，并使胃的血管收缩。

2. 副交感神经　胃的副交感神经节前纤维来自迷走神经背核。

迷走神经前干下行于食管腹段前面，约在食管中线附近浆膜的深面。手术寻找前干时，需切开此处浆膜，才可显露。前干在胃贲门处分为肝支与胃前支。胃前支伴胃左动脉在小网膜内距胃小弯约 1cm 处右行，沿途发出 4 ~ 6 条小支与胃左动脉的胃壁支相伴行而分布至胃前壁，最后于胃角切迹附近以"鸦爪"形分支分布于幽门窦及幽门管前壁。

迷走神经后干贴食管腹部右后方下行，至胃贲门处分为：①腹腔支，循胃左动脉始段入腹腔丛；②胃后支，沿胃小弯深面右行，沿途分出小支伴随胃左动脉的胃壁支至胃后壁，最后也以"鸦爪"形分支分布于幽门窦及幽门管的后壁。迷走神经各胃支在胃壁神经丛内换元，发出节后纤维，支配胃腺与肌层，通常可促进胃酸和胃蛋白酶的分泌，并增强胃的运动。

高选择性迷走神经切断术是保留肝支、腹腔支和胃前、后支的"鸦爪"形分支而切断胃前、后支的其他全部胃壁分支的手术。此法既可减少胃酸分泌，达到治疗溃疡的目的，又可保留胃的排空功能及避免肝、胆、胰、肠的功能障碍。

3. 内脏传入纤维　胃的感觉神经纤维分别随交感神经进入脊髓、副交感神经进入延髓。胃的痛觉冲动主要随交感神经通过腹腔丛和交感干传入脊髓；胃手术时，封闭腹腔丛可阻滞痛觉的传入。胃手术时过度牵拉强烈刺激迷走神经，偶可引起心跳骤停。

三、十二指肠

十二指肠介于胃和空肠之间，是小肠上段的一部分，其上端始于胃的幽门，下端至十二指肠空肠曲接续空肠。整个十二指肠呈"C"形弯曲，并包绕胰头。除始、末两端外，均在腹膜后隙，紧贴腹后壁第 1~3 腰椎的右前方。按其走向分十二指肠为上部、降部、水平部和升部。

（一）分部及毗邻

1. 上部　长 4~5cm。自幽门向右并稍向后上方走行，至肝门下方转而向下，形成十二指肠上曲，接续降部。上部起始处有大、小网膜附着，属于腹膜内位，故活动度较大；余部在腹膜外，几乎无活动性。上部通常平对第 1 腰椎，直立时可稍下降。上部的前上方与肝方叶、胆囊相邻，近幽门处小网膜右缘深侧为网膜孔；下方紧邻胰头和胰颈；后方有胆总管、胃十二指肠动脉、肝门静脉及下腔静脉走行。

十二指肠上部近侧段黏膜面平坦无皱襞，钡餐 X 线下呈三角形阴影，称十二指肠球。此部前壁好发溃疡，穿孔时可累及结肠上区；后壁溃疡穿孔则累及网膜囊，或溃入腹膜后隙。

2. 降部　长 7~8cm。始于十二指肠上曲，沿脊柱右侧下降至第 3 腰椎，折转向左，形成十二指肠下曲，续于水平部。降部为腹膜外位，前方有横结肠及其系膜跨过，将此部分为上、下两段，分别与肝右前叶及小肠袢相邻；后方与右肾内侧部、右肾血管及右输尿管相邻；内侧紧邻胰头、胰管及胆总管；外侧有结肠右曲。

十二指肠降部黏膜多为环状皱襞，其后内侧壁上有十二指肠纵襞。在纵襞下端，约相当于降部中、下 1/3 交界处可见**十二指**

肠大乳头，为肝胰壶腹的开口处，一般距幽门 8~9cm；在其左上方约 1cm 处，常可见十二指肠小乳头，为副胰管的开口处。

3. 水平部 长 10~12cm。自十二指肠下曲水平向左，横过第 3 腰椎前方至其左侧，移行为升部。此部也是腹膜外位。上方邻胰头及其钩突；后方有右输尿管、下腔静脉和腹主动脉经过；前方右侧与小肠襻相邻，左侧有肠系膜根和其中的肠系膜上动、静脉跨过。<u>由于此部介于肠系膜上动脉与腹主动脉的夹角处，故当肠系膜上动脉起点过低时，可能会压迫水平部而引起十二指肠腔淤滞、扩大甚至梗阻，称十二指肠上动脉压迫综合征</u>（Wilkie 综合征）。

4. 升部 长 2~3cm。由水平部向左上斜升，至第 2 腰椎左侧折向前下，形成**十二指肠空肠曲**，续为空肠。升部前面及左侧覆有腹膜；左侧与后腹壁移行处常形成 1~3 条腹膜皱襞与相应的隐窝。其中一条皱襞位于十二指肠空肠曲左侧、横结肠系膜根下方，称为**十二指肠上襞**或十二指肠空肠襞。升部右侧毗邻胰头与腹主动脉。

（二）十二指肠悬肌

十二指肠悬肌亦称十二指肠悬韧带或 Treitz 韧带，位于十二指肠上襞右上方深部，由纤维组织和肌组织构成，从十二指肠空肠曲上面向上连至右膈脚，有悬吊和固定十二指肠空肠曲的作用。

（三）血管

1. 动脉 十二指肠血液供应主要来自胰**十二指肠上前、后动脉及胰十二指肠下动脉**。胰十二指肠上前、后动脉均起于胃十二指肠动脉，分别沿胰头前、后方靠近十二指肠下行。胰十二指肠下动脉起于肠系膜上动脉，分为前、后两支，分别上行与相应的胰十二指肠上前、后动脉相吻合，形成前、后动脉弓，从动脉弓上分支营养十二指肠与胰头。此外，十二指肠上部还有胃十二指肠动脉分出的十二指肠上动脉、十二指肠后动脉以及胃网膜右动脉的上行返支和胃右动脉的小支供应。

2. 静脉　多与相应动脉伴行，除胰十二指肠下后静脉直接汇入肝门静脉外，余均汇入肠系膜上静脉。

四、肝

（一）位置、毗邻与体表投影

肝大部分位于右季肋区和腹上区，小部分位于左季肋区。肝膈面左、右肋弓间的部分与腹前壁相贴，右半部借膈与右肋膈隐窝和右肺底相邻，左半部借膈和心膈面为邻，后缘近左纵沟处与食管相接触。肝的脏面毗邻复杂，除胆囊窝容纳胆囊、下腔静脉肝后段行经腔静脉沟以外，还与右肾上腺、右肾、十二指肠上部、幽门、胃前面小弯侧及结肠右曲紧邻。

肝的体表投影可用三点作标志，第一点为右锁骨中线与第5肋相交处；第二点位于右腋中线与第10肋下1.5cm的相交处；第三点为左第6肋软骨距前正中线左侧5cm处。第一点与第三点的连线为肝的上界。第一点与第二点的连线为肝的右缘。第二点与第三点的连线相当于肝下缘，该线的右份相当于右肋弓下缘，中份相当于右第9肋与左第8肋前端的连线，此线为临床触诊肝下缘的部位，在剑突下2～3cm。

（二）韧带与膈下间隙

1. 肝的韧带　由腹膜形成的肝韧带如下。

镰状韧带	位于膈与肝上面之间的双层腹膜结构，大致呈矢状位，居前正中线右侧，侧面观呈镰刀状，其游离缘含有肝圆韧带
冠状韧带	位于肝的上面和后面与膈之间，上、下两层之间相距较远，使肝后面无腹膜覆盖，而形成**肝裸区**

续表

右三角韧带	是冠状韧带的右端，为一短小的"V"字形腹膜皱襞，连于肝右叶的外后面与膈之间
左三角韧带	位于肝左叶的上面与膈之间，变异较多，通常含有肝纤维附件，后者是新生儿特有的肝残留物，富有血管和迷走肝管等结构

2. 膈下间隙 介于膈与横结肠及其系膜之间，被肝分为肝上、下间隙。肝上间隙借镰状韧带和左三角韧带分为右肝上间隙、左肝上前间隙和左肝上后间隙；肝下间隙以肝圆韧带区分为右肝下间隙和左肝下间隙，后者又被小网膜和胃分成左肝下前间隙和左肝下后间隙（网膜囊）。此外，还有膈下腹膜外间隙，分别居膈与胃裸区和居膈与肝裸区之间。上述任何一个间隙发生脓肿，均称膈下脓肿，其中以右肝上、下间隙脓肿较为多见。

（三）肝门与肝蒂

肝的脏面较凹陷，有左纵沟（由静脉韧带裂和肝圆韧带裂组成）、右纵沟（由腔静脉沟和胆囊窝组成）和介于两者之间的横沟，三条沟呈"H"形。横沟亦称肝门或第一肝门，有肝左、右管，肝门静脉左、右支和肝固有动脉左、右支、淋巴管及神经等出入。这些出入肝门的结构总称肝蒂，走行于肝十二指肠韧带内。在肝门处，一般肝左、右管在前，肝固有动脉左、右支居中，肝门静脉左、右支在后。此外，肝左、右管的汇合点最高，紧贴横沟；肝门静脉的分叉点稍低，距横沟稍远；而肝固有动脉的分叉点最低，相当于胆囊管与肝总管汇合部的水平。在肝十二指肠韧带内，胆总管位于右前方，肝固有动脉位于左前方。

在膈面腔静脉沟的上部，肝左、中间、右静脉出肝处称第二肝门，被冠状韧带的上层所遮盖。它的肝外标志是沿镰状韧带向上后方的延长线，此线正对着肝左静脉或肝左、中静脉合干后注入下腔静脉处。因此，手术暴露第二肝门时，可按此标志寻找。

（四）肝内管道

肝内的管道有两个系统，即 Glisson 系统和肝静脉系统。前者包括肝门静脉、肝动脉和肝管，三者在肝内的行经一致，均被共同的血管周围纤维囊（Glisson 囊）所包裹。Glisson 系统中以肝门静脉管径较粗，且较恒定，故以它作为肝分叶与分段的基础。

（1）肝门静脉 在肝横沟内稍偏右处，分为左支和右支。

（2）肝固有动脉。

（3）肝管 左外叶所产生的胆汁由左外上、下段肝管引流。49% 的左外下段肝管经肝门静脉左支矢状部左份深面上行至角部深面，与左外上段肝管汇合成左外叶肝管。**迷走肝管**是指肝门区和胆囊窝部位以外的肝外肝管，常位于肝纤维膜下，或肝周腹膜韧带中，以左三角韧带中多见。迷走肝管细小，不引流某一特定的肝区域，但它和肝内肝管是连续的，如手术中不慎切断，将有胆汁渗漏，导致胆汁性腹膜炎。

（4）肝静脉 包括肝左静脉、肝中间静脉、肝右静脉、肝右后静脉和尾状叶静脉，均经腔静脉沟出肝而注入下腔静脉。肝静脉系统的特点是无静脉瓣，壁薄，且因被固定于肝实质内，管径不易收缩，故不仅在肝切面上或肝破裂时出血较多，而且也容易造成空气栓塞；其另一特点是变异较多，致使肝段的大小亦多有变化。肝静脉的变异是肝非规则性切除的解剖学基础。

（五）分叶与分段

1. 肝段的概念 根据肝的外形将肝分为左、右、方、尾状四个叶，已不能满足肝内占位性病变定位诊断和手术治疗的需要，也不完全符合肝内管道的配布规律。1954 年，Couinaud 根据 Glisson 系统的分支与分布和肝静脉的走行，把肝分为左、右半肝、五叶和八段。如仅切除其中的一段，称肝段切除；同时切除 2 个或 2 个以上的肝段，称联合肝段切除；只切除一段肝的 1/2 ~ 2/3，则称次全或亚肝段切除。

Couinaud 肝段

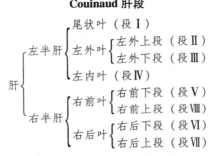

$$肝\begin{cases}左半肝\begin{cases}尾状叶（段 I）\\左外叶\begin{cases}左外上段（段 II）\\左外下段（段 III）\end{cases}\\左内叶（段 IV）\end{cases}\\右半肝\begin{cases}右前叶\begin{cases}右前下段（段 V）\\右前上段（段 VIII）\end{cases}\\右后叶\begin{cases}右后下段（段 VI）\\右后上段（段 VII）\end{cases}\end{cases}\end{cases}$$

2. 肝叶和肝段的划分　在 Glisson 系统或肝门静脉系统腐蚀铸型中，可以看到在肝的叶间和段间存有缺少 Glisson 系统分布的裂隙。这些裂隙称为肝裂，是肝叶与肝叶之间和肝段与肝段之间的分界线。

正中裂	又称主门裂或 **Cantlie 线**，内有肝中静脉走行，分肝为左、右半肝，直接分开相邻的左内叶与右前叶。在肝膈面为下腔静脉左壁至胆囊切迹中点的连线；在肝脏面，经胆囊窝中份，越横沟入腔静脉沟
背裂	位于尾状叶前方，将尾状叶与左内叶和右前叶分开。上起肝左、中、右静脉出肝处，下至第一肝门，在肝下极形成一弧形线
左叶间裂	又称脐裂，内有左叶间静脉和肝门静脉左支矢状部走行，分开左内、外叶。左叶间裂在肝膈面为肝镰状韧带附着线左侧 1cm 范围内与下腔静脉左壁的连线；于脏面，为肝圆韧带裂和静脉韧带裂
左段间裂	又称左门裂，内有肝左静脉走行，分左外叶为左外上段（段 II）和左外下段（段 III）。在肝膈面为下腔静脉左壁至肝左缘上、中 1/3 交点的连线，转至脏面止于左纵沟中点稍后上方处

右叶间裂	又称右门裂，内有肝右静脉走行，分开右前叶与右后叶。在肝膈面为下腔静脉右壁至胆囊切迹中点右侧的肝下缘外、中 1/3 交点的连线，转至脏面，连于肝门右端
右段间裂	又称横裂，在脏面为肝门右端至肝右缘中点的连线，转至膈面，连于正中裂。此裂相当于肝门静脉右支主干平面，分别将右前上段（段Ⅷ）与右前下段（段Ⅴ）、右后上段（段Ⅶ）和右后下段（段Ⅵ）分开

（六）淋巴引流

肝的淋巴分浅、深两组。

肝淋巴回流，无论浅、深组淋巴管，均有注入纵隔后淋巴结者。因此，肝炎症或膈下感染常可引起纵隔炎症或脓胸。

（七）神经

肝的神经来自左、右迷走神经，腹腔神经丛和右膈神经。前两者的纤维围绕肝固有动脉和肝门静脉，形成肝丛，与肝的血管伴行，经肝门入肝，分布于肝小叶间结缔组织及肝细胞之间。肝血管只由交感神经支配，而胆管和胆囊则由交感神经和副交感神经（迷走神经）所支配。

五、肝外胆道

肝外胆道由肝左管、肝右管、肝总管、胆囊和胆总管组成。

（一）胆囊

胆囊 是呈梨形的囊状器官，长 10～15cm，宽 3～5cm，容量为 40～60ml，可储存和浓缩胆汁。它借疏松结缔组织附着于肝脏面的胆囊窝内，其下面覆以腹膜。故可与肝随呼吸上下移动，特别在胆囊病态增大时，这种现象在查体时容易发现。

胆囊上方为肝，下后方为十二指肠及横结肠，左为幽门，右为结肠右曲，前为腹前壁。

胆囊分底、体、颈、管四部。底稍突出于肝下缘，其体表投影相当于右锁骨中线或右腹直肌外缘与右肋弓的交点处。体部位于底与颈之间，伸缩性较大。颈部弯曲且细，位置较深，其起始部膨大，形成 Hartmann 囊，胆囊结石多停留于此囊中。

胆囊管长 2.5～4.0m，一端连于胆囊颈，另一端呈锐角与肝总管汇合为胆总管。胆囊管近胆囊的一端，有螺旋状黏膜皱襞称 Heister 瓣，近胆总管的一段则内壁光滑。由于有 Heister 瓣的存在，可使胆囊管不致过度膨大或缩小，有利于胆汁的进入与排出；当胆道炎症而致此瓣水肿或有结石嵌顿时，常可导致胆囊积液。

胆囊的动脉称**胆囊动脉**，常于胆囊三角（Calot 三角）内起自肝右动脉。该三角由胆囊管、肝总管和肝下面所组成。胆囊动脉常有变异，如起自肝固有动脉或其左支、胃及十二指肠动脉或具有双胆囊动脉等。变异的动脉常行经肝总管或胆总管的前方，胆囊或胆总管手术时应予以注意。

胆囊的静脉分散，胆囊与肝之间有数条小静脉相通。胆囊下面的小静脉汇成 1～2 条静脉经胆囊颈部汇入肝内门静脉分支。有的胆囊静脉注入肝门静脉主干或肝门静脉右支。

（二）肝管、肝总管及胆总管

1. 肝管 肝左、右管在肝门处汇合成肝总管。肝右管起自肝门的后上方，较为短粗，长 0.8～1cm。与肝总管之间的角度较大。肝左管横部位置较浅，横行于肝门左半，长 2.5～4cm，与肝总管之间的角度较小。

2. 肝总管 长约3cm，直径0.4~0.6cm。其上端由肝左、右管合成，下端与胆囊管汇合成胆总管。肝总管前方有时有肝右动脉或胆囊动脉越过，在肝和胆道手术中应予以注意。

3. 胆总管 胆总管的长度取决于胆囊管汇入肝总管部位的高低，一般长7~8cm，直径0.6~0.8cm。若其直径超过1cm时，可视为病理状态（胆总管下端梗阻等）。由于胆总管壁具有大量弹性纤维组织，故结石或蛔虫梗阻时可扩张到相当粗的程度（有时可达肠管粗细）而不破裂，仅在胆结石压迫引起管壁坏死时才能穿孔。

胆总管的分段与毗邻关系如下。

十二指肠上段 （第一段）	在肝十二指肠韧带内，自胆总管起始部至十二指肠上部上缘为止。此段沿肝十二指肠韧带右缘走行，胆总管切开探查引流术即在此段进行
十二指肠后段 （第二段）	位于十二指肠上部的后面，向下内方行于下腔静脉的前方，肝门静脉的右方
胰腺段 （第三段）	弯向下外方，此段上部多由胰头后方经过；下部多被一薄层胰组织所覆盖，位于胆总管沟中。胰头癌或慢性胰腺炎时，此段胆总管常受累而出现梗阻性黄疸
十二指肠壁段 （第四段）	斜穿十二指肠降部中段的后内侧壁，与胰管汇合后略呈膨大，形成**肝胰壶腹**，又称 **Vater壶腹**。壶腹周围及其附近有括约肌并向肠腔突出，使十二指肠黏膜隆起形成十二指肠大乳头。肝胰壶腹借乳头小孔开口于十二指肠腔

肝胰壶腹的开口部位绝大多数在十二指肠降部中、下1/3交界处的后内侧壁、十二指肠纵襞的下端。

六、胰

（一）位置、分部与毗邻

胰位于腹上区和左季肋区，横过第1、2腰椎前方。居网膜囊后面，形成胃床的大部分，除胰尾外均属腹膜外位。其右侧端较低，被十二指肠环绕；左侧端较高，靠近脾门。

通常将胰分为头、颈、体、尾四部分，其间并无明显的界限。

1. 胰头　位于第2腰椎的右侧，是胰最宽大的部分，被十二指肠从上方、右侧和下方"C"形环绕。因其紧贴十二指肠壁，故胰头部肿瘤可压迫十二指肠而引起梗阻。胰头下部向左突出而绕至肠系膜上动、静脉后方的部分称钩突。胰头的前面有横结肠系膜根越过，并与空肠相毗邻；后面有下腔静脉、右肾静脉及胆总管下行。

2. 胰颈　是胰头与胰体之间较狭窄的部分，宽2~2.5cm。它位于胃幽门部的后下方，其后面有肠系膜上静脉通过，并与脾静脉在胰颈后面汇合成肝门静脉。

3. 胰体　较长，位于第1腰椎平面，脊柱前方，并稍向前凸起。胰体的前面隔网膜囊与胃后壁为邻；后面有腹主动脉、左肾上腺、左肾及脾静脉。胰体后面借疏松结缔组织和脂肪附着于腹后壁，上缘与腹腔干和腹腔丛相邻，脾动脉沿此缘向左走行。

4. 胰尾　是胰左端的狭细部分，末端达脾门，故脾切除时不可伤及胰尾，以免术后形成胰瘘。由于胰尾行经脾肾韧带的两层腹膜之间，故有一定的移动性。

（二）胰管与副胰管

胰管位于胰实质内，起自胰尾，横贯胰腺全长，并收纳各小叶导管，到达胰头右缘时通常与胆总管汇合形成肝胰壶腹，经十二指肠大乳头开口于十二指肠腔，偶尔单独开口于十二指肠腔。

副胰管位于胰头上部，主要引流胰头前上部的胰液，开口于十二指肠小乳头，起始端通常与胰管相连，胰管末端发生梗阻时，胰液可经副胰管进入十二指肠腔。

（三）血管及淋巴

胰的动脉主要有胰十二指肠上前、后动脉，胰十二指肠下动脉、胰背动脉、胰下（即胰横）动脉、脾动脉胰支及胰尾动脉供应。

胰头部的血液供应丰富，有胰十二指肠上前、后动脉（均起自胃十二指肠动脉）及胰十二指肠下动脉（起自肠系膜上动脉）分出的前、后支，在胰头前、后面相互吻合，形成动脉弓，由动脉弓发出分支供应胰头前、后部及十二指肠。

胰背动脉多由脾动脉根部发出，向下达胰颈或胰体背面分为左、右2支，左支沿胰下缘背面左行，称胰下动脉。胰体部的血供还来自脾动脉胰支，一般为4~6支，其中最大的一支为胰大动脉，分布至胰尾部的动脉称胰尾动脉。

胰的静脉多与同名动脉伴行，汇入肝门静脉系统。

胰的淋巴起自腺泡周围的毛细淋巴管，在小叶间形成较大的淋巴管，沿血管达胰表面，注入胰上、下淋巴结及脾淋巴结，然后注入腹腔淋巴结。

七、脾

（一）位置与毗邻

脾位于左季肋区的肋弓深处。其体表投影是：脾后上端平左第9肋的上缘，距后正中线4~5cm；脾前下端平左侧第11

肋,达腋中线,其长轴与左第 10 肋平行。~~脾与膈相贴,故脾的~~
~~位置可随呼吸和体位的不同而变化。~~

脾的膈面与膈、膈结肠韧带接触;脏面前上份与胃底相贴,
后下部与左肾、肾上腺为邻;脾门邻近胰尾。

(二) 韧带

脾有 4 条韧带与邻近器官相连。

(1) 胃脾韧带。

(2) 脾肾韧带:内含有胰尾及脾血管、淋巴结和神经丛
等。脾切除术时需剪开此韧带的后层方可使脾游离。

(3) 膈脾韧带。

(4) 脾结肠韧带:可固定结肠左曲并从下方承托脾。脾切
除术切断此韧带时,需注意勿损伤结肠。

(三) 血管

1. 脾动脉 起自腹腔干,沿胰背侧面的上缘左行,其远侧
段入脾肾韧带内,并在韧带内发出它的各级分支,终末支经脾
门入脾内。

2. 脾静脉 由脾门处的 2~6 条(常见 3 条)属支组成,
其管径比脾动脉大一倍,走行较直,与脾动脉的弯曲形成鲜明
对照。脾静脉的行程较恒定,多在脾动脉的后下方,行于胰后
面横沟中。脾静脉沿途收纳一些小静脉,向右达胰颈处与肠系
膜上静脉汇合成肝门静脉。

(四) 副脾

副脾色泽、硬度与脾一致,出现率为 5.76%~35%,其位
置、数目、大小等均不恒定,多位于脾门、脾蒂和大网膜等处。
副脾的功能与脾相同,在血小板减少性紫癜和溶血性黄疸行脾
切除术时,应一并切除副脾,以免症状复发。

八、肝门静脉

（一）组成和类型

肝门静脉为腹腔中较大的静脉干，长 6~8cm，管径 1.0~1.2cm。主要由肠系膜上静脉与脾静脉汇合而成，但由于肠系膜下静脉及胃左静脉汇入肝门静脉的部位不同，其组成可有多种类型。肠系膜上静脉与脾静脉汇合的部位，一般在胰颈的后方，偶在胰颈与胰体交界处或胰头的后方。因此，胰的病变常可累及肝门静脉。

（二）位置

肝门静脉自胰颈的后方上行，通过十二指肠上部的深面后进入肝十二指肠韧带，上行至第一肝门，分为左、右两支，然后分别进入左、右半肝。在肝十二指肠韧带内，肝门静脉的右前方为胆总管，左前方为肝固有动脉，后面隔网膜孔（Winslow孔）与下腔静脉相邻。

（三）属支与收集范围

肝门静脉的属支主要有肠系膜上静脉、脾静脉、肠系膜下静脉、胃左静脉、胃右静脉、胆囊静脉和附脐静脉。除胆囊静脉和附脐静脉为数条细小静脉外，其他属支与各同名动脉伴行。在正常情况下，肝门静脉血液占入肝血液总量的 70%。

第四节　结肠下区

结肠下区位于横结肠及其系膜与小骨盆上口之间。此区内有空肠、回肠、盲肠、阑尾及结肠等脏器。

一、空肠及回肠

（一）位置与形态结构

结肠下区的大部被空肠及回肠占据，两者间无明显分界。近侧的 2/5 为空肠，盘曲于结肠下区的左上部；远侧的 3/5 为回肠，位于结肠下区的右下部。空、回肠均属腹膜内位器官，借肠系膜悬附于腹后壁，总称系膜小肠。

X 线检查时，通常将小肠袢按部位分为六组：①十二指肠，位于腹上区；②空肠上段肠袢，居左腹外侧区；③空肠下段，在左髂区；④回肠上段，盘于脐区；⑤回肠中段，占据右腹外侧区；⑥回肠下段，处于右髂区、腹下区和盆腔。

名称	管径	管壁	颜色、血管	黏膜环状皱襞	淋巴小结	系膜内血管弓和脂肪
空肠	粗	厚	红，富含血管	多而高	孤立淋巴小结	较少
回肠	细	薄	稍白，血管较少	疏而低	除有孤立淋巴小结外，尚有集合淋巴小结	较多，丰富

（二）肠系膜

将空、回肠悬附于腹后壁，其在腹后壁附着处称**肠系膜根**。**肠系膜**根从第 2 腰椎左侧斜向右下，止于右骶髂关节前方，长约 15cm。肠系膜的肠缘连于空、回肠的系膜缘，与空、回肠全长相等。肠系膜由于根短而肠缘长，因此整体呈扇状，并随肠袢形成许多皱褶。肠系膜由两层腹膜组成，其间有分布到肠袢的血管、神经和淋巴，它们在小肠的系膜缘处进出肠壁。系膜缘处的肠壁与两层腹膜围成系膜三角，此处肠壁无浆膜，不易愈合，小肠切除吻合术时应妥善缝合，以免形成肠瘘。

　　肠系膜根将横结肠及其系膜与升、降结肠之间的区域分为**左、右肠系膜窦**。

左肠系膜窦	介于肠系膜根、横结肠及其系膜的左 1/3 部、降结肠、乙状结肠及其系膜之间，略呈向下开口的斜方形，窦内感染时易蔓延入盆腔
右肠系膜窦	位于肠系膜根、升结肠、横结肠及其系膜的右 2/3 部之间，呈三角形，周围近乎封闭，窦内感染积脓时不易扩散

（三）血管、淋巴及神经

　　1. 动脉　空、回肠的动脉来自**肠系膜上动脉**。肠系膜上动脉多在第 1 腰椎水平起于腹主动脉前壁，向前下由胰颈下缘左侧穿出，跨十二指肠水平部前方，入肠系膜走向右下。此动脉向右发出十二指肠下动脉、中结肠动脉、右结肠动脉和回结肠动脉，向左发出 12~18 条空、回肠动脉，于肠系膜内呈放射状走向肠壁，途中分支吻合，形成动脉弓。小肠近侧段一般为 1~2 级动脉弓，远侧段弓数增多，可达 3~4 级，回肠最末段又成单弓。末级血管弓发出直动脉分布于肠壁，直动脉间缺少吻合。肠切除吻合术时肠系膜应做扇形切除，对系膜缘侧的肠壁应稍多切除一些，以保证吻合口对系膜缘侧有充分血供，避免术后缺血坏死或愈合不良形成肠瘘。

　　2. 静脉　空、回肠静脉与动脉伴行，汇入肠系膜上静脉。肠系膜上静脉伴行相应动脉右侧上行，在胰颈后方与脾静脉汇合成肝门静脉。

3. 淋巴引流 小肠淋巴管伴血管走行，注入肠系膜淋巴结。肠系膜淋巴结数可达百余个，沿肠血管分布，其输出管注入肠系膜上动脉根部的肠系膜上淋巴结。后者的输出管注入腹腔干周围的腹腔淋巴结，最后汇合成肠干注入乳糜池，部分输出管直接汇入肠干入乳糜池。

4. 神经 空、回肠接受交感和副交感神经双重支配，来自腹腔丛和肠系膜上丛，沿肠系膜上动脉分支分布到肠壁。

交感神经节前纤维起于脊髓 9～11 胸节，经交感干和内腔大、小神经，在腹腔神经节和肠系膜上神经节内换元后发出节后纤维，分布到肠壁。交感神经抑制肠的蠕动和分泌，使其血管收缩。

副交感神经节前纤维来自迷走神经，至肠壁内神经节换元后发出节后纤维，支配肌层和肠腺，兴奋时促进肠的蠕动和分泌。

空、回肠的内脏感觉纤维随交感和副交感神经分别传入脊髓 9～12 胸节和延髓。痛觉冲动主要经交感神经传入脊髓，故小肠病变时牵涉性痛出现于脐的周围（第 9～11 胸神经分布区）。

二、盲肠和阑尾

（一）盲肠

盲肠为大肠的起始部，居右髂窝，直立时可垂入盆腔。小儿盲肠位置较高。盲肠粗而短，长 6～7cm。盲肠左侧接回肠末端，后内侧壁有阑尾附着（三者合称为回盲部），向上续于升结肠，右侧为右结肠旁沟，后面为髂腰肌，前面邻腹前壁，并常被大网膜覆盖。盲肠通常为腹膜内位，没有系膜，偶尔连同升结肠有系膜，活动度较大，称为移动性盲肠。<u>盲肠壁的三条结肠带汇聚于阑尾根部，是手术时寻找阑尾根部的标志。</u>回肠末端连通盲肠，开口处黏膜有上、下两襞，称为**回盲瓣**。由于回肠管径小于盲肠，二者衔接处又接近直角，因此回盲部肠套叠较多见。

（二）阑尾

阑尾一般位于右髂窝内，位置多变。阑尾根部附于盲肠后内侧壁、三条结肠带的会合点。其体表投影在脐至右髂前上棘连线的中外 1/3 交界处，称 McBurney 点；也可用左、右髂前上棘的连线的中右 1/3 交界处 Lanz 点作为投影点。阑尾炎时投影点常有明显压痛。阑尾属腹膜内位器官，有三角形的阑尾系膜悬附于肠系膜下端，因此阑尾位置可变，炎症时，产生的症状、体征也不相同。据统计，国人阑尾常见的位置顺序如下。

	约占比	位置
回肠前位	28%	在回肠末段前方，尖向左上，炎症时右下腹压痛明显
盆位	26%	跨腰大肌前面入盆腔，尖端可触及闭孔内肌或盆腔脏器，炎症时可刺激腰大肌（伸髋时疼痛）或闭孔内肌（屈髋内旋时疼痛），也可出现膀胱或直肠等刺激症状
盲肠后位	24%	在盲肠后方，髂肌前面，尖端向上，一般仍有系膜，少数在壁腹膜外与髂肌相贴。盲肠后位阑尾发炎时腹壁体征不明显，但常刺激髂肌，影响伸髋，甚至形成腹膜后陈脓肿
回肠后位	8%	在回肠末段后方，尖向左上，炎症时腹壁体征出现较晚，容易引起弥漫性腹膜炎

续表

	约占比	位置
盲肠 下位	6%	在盲肠后下，尖指向右下方
其他		少数尚有高位阑尾（在右肝下方）、盲肠壁浆膜下阑尾 以及左下腹位阑尾等

阑尾为一蚓状盲管，一般 5～7cm 长，直径 0.5～0.6cm。阑尾腔开口于盲肠内面回盲瓣下 2～3cm 处。成年后阑尾内腔变窄，可部分或完全闭塞。阑尾腔被粪石梗阻可引起炎症；阑尾壁富含淋巴组织，肌层薄，因此，发炎时易穿孔。小儿的阑尾壁肌层较成人薄，且不完整，炎症早期即可穿孔。

阑尾动脉起于回结肠动脉或其分支盲肠前、后动脉，多数为 1 支，少数为 2 支，在回肠末段后方入阑尾系膜内，沿其游离缘走行，分支分布于阑尾。

阑尾静脉与动脉伴行，经回结肠静脉、肠系膜上静脉汇入肝门静脉。化脓性阑尾炎时细菌栓子可随静脉血流入肝，而引起肝脓肿。

三、结肠

（一）分部、位置及毗邻

结肠按其行程和部位分为升结肠、横结肠、降结肠和乙状结肠四部分。

1. 升结肠 是盲肠的延续，沿腹腔右外侧区上行，至肝右叶下方转向左前下方移行于横结肠，所形成的弯曲称结肠右曲。升结肠长 12～20cm，一般为腹膜间位，其后面借疏松结缔组织与腹后壁相贴，因此，有时升结肠病变可累及腹膜后隙。少数人升结肠为腹膜内位，有系膜，活动度较大。升结肠的内侧为右肠系膜窦及回肠袢，外侧与腹壁间形成的右结肠旁沟。此沟上通肝肾隐窝，下通右髂窝和盆腔，故膈下脓肿可经此沟流入右髂窝和盆腔，阑尾化脓时也可向上蔓延至肝下。

结肠右曲后面贴邻右肾，内侧稍上方与十二指肠相邻，前上方有肝右叶与胆囊。

2. 横结肠　自结肠右曲开始，向左呈下垂的弓形，横过腹腔中部，至脾前端折转下行续于降结肠，折转处称结肠左曲又称脾曲。横结肠系膜根附着于十二指肠降部、胰与左肾的前面。横结肠左右两端系膜短，较固定，中间部系膜长，活动度大。横结肠上方与肝、胃相邻，下方与空、回肠相邻，因此，常随肠、胃的充盈变化而升降。胃充盈或直立时，横结肠中部大多降至脐下，甚至垂入盆腔。

结肠左曲较右曲高，相当于第 10～11 肋水平，其侧方借膈结肠韧带附于膈下，后方贴靠胰尾与左肾，前方通过胃结肠韧带附着于胃大弯并为肋弓所掩盖，因此，结肠左曲肿瘤不易被扪及。

3. 降结肠　始于结肠左曲，沿腹腔左外侧贴腹后壁向下，至左髂嵴水平续于乙状结肠，长 25～30cm。降结肠属腹膜间位。内侧为左肠系膜窦及空肠袢，外侧为左结肠旁沟。由于膈结肠韧带发育良好，故左结肠旁沟内的积液只能向下流入盆腔。

4. 乙状结肠　自左髂嵴起自降结肠至第 3 骶椎续于直肠，呈乙状弯曲，横过左侧髂腰肌、髂外血管、睾丸（卵巢）血管及输尿管前方降入盆腔。乙状结肠属腹膜内位器官，有较长的系膜，活动性较大，可入盆腔，也可移至右下腹遮盖回盲部，增加阑尾切除术的难度。系膜过长时可发生乙状结肠扭转。

（二）血管

1. 动脉　结肠的血供起于肠系膜上动脉的回结肠动脉、右结肠动脉和中结肠动脉，以及起于肠系膜下动脉的左结肠动脉和乙状结肠动脉。

回结肠动脉	是肠系膜上动脉右侧的最下一条分支，在肠系膜根内向右下方走行，近回盲部处分为盲肠前、后动脉，阑尾动脉，回肠支与升结肠支，分别供应盲肠、阑尾、回肠末段与升结肠的下1/3
右结肠动脉	在回结肠动脉上方发自肠系膜上动脉，行于壁腹膜后方，跨过右睾丸（卵巢）动、静脉和右输尿管后，在近升结肠内侧缘发出升、降两支，分别与中结肠动脉及回结肠动脉的分支吻合。升、降支再分支供应升结肠的上2/3与结肠右曲
中结肠动脉	在胰颈下缘发自肠系膜上动脉，即进入横结肠系膜，在系膜偏右侧向右下行，近结肠右曲处分为左、右两支，供应横结肠，并分别与左、右结肠动脉吻合
左结肠动脉	是肠系膜下动脉的最上分支，起于肠系膜下动脉距根部2～3cm处，在壁腹膜深面向左，分为升、降两支，营养结肠左曲及降结肠，并分别与中结肠动脉和乙状结肠动脉的分支吻合
乙状结肠动脉	起于肠系膜下动脉，1～3支，大多2支（53%）。在乙状结肠系膜内呈扇形分布，供应乙状结肠，其分支之间及与左结肠动脉的降支间相互有吻合

升、降结肠的动脉均从内侧走向肠管，故升、降结肠手术应从肠管外侧切开腹膜，游离肠管，以免损伤血管。

肠系膜上、下动脉各结肠支在结肠内缘均相互吻合，在近结肠边缘形成一个动脉弓，称为**边缘动脉**。边缘动脉发出许多直动脉，后者又分长、短支，短支多起自长支，在系膜带处穿入肠壁，长支在浆膜下环绕肠管，至另外两条结肠带附近分支入肠脂垂后，穿入肠壁。结肠动脉的长、短支在穿入肠壁前很少吻合，因此，结肠手术分离、切除肠脂垂时，不可牵拉，以免切断长支，影响肠壁供血。

2. 静脉　基本与动脉伴行。结肠左曲以上的静脉血分别经回结肠静脉、右结肠静脉和中结肠静脉汇入肠系膜上静脉，结肠左曲以下的静脉则经左结肠静脉、乙状结肠静脉汇入肠系膜下静脉。结肠的静脉最后均汇入肝门静脉。

（三）淋巴引流

结肠的淋巴管穿出肠壁后沿血管行走，行程中有四组淋巴结：①结肠壁上淋巴结。②结肠旁淋巴结。③中间淋巴结沿各结肠动脉排列。④肠系膜上、下淋巴结。

第五节　腹膜后隙

一、概述

腹膜后隙位于腹后壁，介于壁腹膜与腹内筋膜之间。其有肾、肾上腺、输尿管、腹部大血管、神经和淋巴结等重要结构，并有大量疏松结缔组织填充在上述结构之间。

二、肾

（一）位置与毗邻

1. 位置　肾位于脊柱的两侧、贴附于腹后壁，由于肝叶的存在，右肾低于左肾 1～2cm（约半个椎体）。右肾上端平第 12 胸椎体上缘，下端平第 3 腰椎体上缘；左肾上端平第 11 胸椎体下缘，下端平第 2 腰椎体下缘。左侧第 12 肋斜过左肾后面的中部，右侧第 12 肋斜过右肾后面的上部。两肾肾门相对，上极相距稍近。肾门的体表投影：在腹前壁位于第 9 肋前端；在腹后壁位于第 12 肋下缘与竖脊肌外缘的交角处，此角称脊肋角或肾角。肾病变时，此处常有压痛或叩击痛。

肾的体表投影：在后正中线两侧2.5cm和7.5～8.5cm处各做两条垂线，通过第11胸椎和第3腰椎棘突各做一水平线，两肾即位于此纵、横标志线所组成的两个四边形内。当肾发生病变时，多在此四边形内有疼痛或肿块等异常表现。

2. 毗邻 肾的上方隔疏松结缔组织与肾上腺相邻。两肾的内下方为肾盂和输尿管。左肾的内侧为腹主动脉，右肾的内侧为下腔静脉，两肾的内后方分别有左、右腰交感干。由于右肾邻近下腔静脉，故右肾肿瘤或炎症常侵及下腔静脉。右肾切除术时，需注意保护下腔静脉，以免损伤造成难以控制的大出血。

左、右肾前方的毗邻：左肾的上部前为胃，中部为胰横过，下部为空肠袢及结肠左曲；右肾的上部前方为肝右叶，下部为结肠右曲，内侧为十二指肠降部。当行左肾切除术时，注意勿伤及胰体和胰尾；右肾手术时注意防止损伤十二指肠降部。

肾后面第12肋以上部分与膈与胸膜腔相邻。当肾手术需切除第12肋时，要注意保护胸膜，以免损伤导致气胸。在第12肋以下部分，除有肋下血管和神经外，自内向外为腰大肌其前方的生殖股神经、腰方肌及其前方的髂腹下神经和髂腹股沟神经等。肾周炎或脓肿时，腰大肌受到刺激可发生痉挛，引起患侧下肢屈曲。

（三）被膜

肾的被膜有三层，由浅向深依次为肾筋膜、脂肪囊和纤维囊。

1. 肾筋膜 质较坚韧，分为前、后两层（前层为肾前筋膜，后层为肾后筋膜）。在肾的外侧缘，前、后两层筋膜相互融合，并与腹横筋膜相连接。在肾的内侧，肾前筋膜越过腹主动脉和下腔静脉的前方，与对侧的肾前筋膜相续。肾后筋膜与腰方肌、腰大肌筋膜汇合后，在内侧附于椎体和椎间盘。在肾的上方，两层筋膜于肾上腺的上方相融合，并与膈下筋膜相延续。在肾的下方，肾前筋膜向下消失于腹膜外筋膜中，肾后筋膜向下至髂嵴与髂筋膜愈着。肾前、后筋膜在肾下方互不融合，向下与直肠后隙相通，因此可在骶骨前方作腹膜后注气造影。

肾筋膜发出结缔组织纤维束，穿过脂肪囊与纤维囊相连，对肾有一定的固定作用。肾筋膜的下端完全开放，当腹壁肌薄弱、肾周围脂肪减少或有内脏下垂时，肾可向下移动，形成肾下垂或称游走肾。肾积脓或有肾周围炎时，脓液可沿深筋膜向下蔓延。

2. 脂肪囊 又称肾床，为脂肪组织层，在肾的后面和边缘较为发达，成人厚度可达 2cm。可支持和保护肾。肾囊封闭药液即注入此脂肪囊内。由于该层为脂肪组织，在 X 线片可见肾的轮廓，对肾疾病的诊断有帮助。

3. 纤维囊 又称纤维膜，为肾的固有膜，由丰富的胶原纤维、弹性纤维及平滑肌构成，质薄而坚韧，被覆于肾表面，有保护肾的作用。正常活体时纤维膜易从肾表面剥离，可将肾固定于第 12 肋或腰大肌上，治疗肾下垂。肾部分切除或肾外伤时，应缝合纤维膜，以防肾实质撕裂。

（三）肾门、肾窦和肾蒂

1. 肾门 肾内缘中部凹陷处称为肾门，有肾血管、肾盂以及神经和淋巴管等出入。肾门的边缘称为肾唇，有前、后唇，具有一定的弹性，手术需分离肾门时，牵开前唇或后唇可扩大肾门，显露肾窦。

2. 肾窦 即由肾门深入肾实质所围成的腔隙，被肾血管、肾盂、肾大盏、肾小盏、神经、淋巴和脂肪等占据。

3. 肾蒂 由出入肾门的肾血管、肾盂、神经和淋巴管等结构组成。肾蒂内由前向后为肾静脉、肾动脉和肾盂；由上向下为肾动脉、肾静脉和肾盂。

（四）肾血管与肾段

1. 肾动脉和肾段　肾动脉多平对第 1～2 腰椎间盘高度，起自腹主动脉侧面，于肾静脉后上方横行向外，经肾门入肾。<u>由于腹主动脉位置偏左，故右肾动脉较左侧长，并经下腔静脉的后面右行入肾</u>。肾动脉起始部的外径平均为 0.77cm；肾动脉的支数多为 1 支（85.8%）和 2 支（12.57%），3～5 支者（1.63%）少见。

肾动脉（一级支）入肾门之前，多分为前、后两干（二级支），由前、后干再分出段动脉（三级支）。在肾窦内，前干走行在肾盂的前方，发出上段动脉、上前段动脉、下前段动脉和下段动脉。后干走行在肾盂的后方，入肾后延续为后段动脉。每段动脉均有独立供血区域，上段动脉供给肾上端；上前段动脉供给肾前面中、上部及相应肾后面外缘；下前段动脉供给肾前面中、下部及肾后面外缘；下段动脉供给肾下端；后段动脉供给肾后面的中间部分。每一段动脉供给的肾实质区域，称为**肾段**。因此，肾段共有 5 个，即上段、上前段、下前段、下段和后段。

肾动脉变异比较常见。不经肾门而在肾上端入肾的上段动脉称为**上极动脉**，经肾下端入肾的下段动脉称为**下极动脉**。

2. 肾静脉　有广泛吻合，无节段性，结扎一支不影响血液回流。肾内静脉在肾窦内汇成 2～3 支，出肾门后则合为一干，行于肾动脉的前方，几乎呈直角汇入下腔静脉，肾静脉多为 1 支，少数有 2 支或 3 支，多见于右侧。<u>由于下腔静脉位于脊柱右侧，左肾静脉的长度约为右肾静脉的 3 倍</u>。

两侧肾静脉的属支不同。右肾静脉通常无肾外属支；而左肾静脉收纳左肾上腺静脉和左睾丸（卵巢）静脉的血液，其属支与周围静脉有吻合。肝门静脉高压症时，利用此解剖特点行大网膜包肾术，可建立门－腔静脉间的侧支循环，降低肝门静脉压力。约有半数以上的左肾静脉与左侧腰升静脉相连，经腰静脉与椎内静脉丛和颅内静脉窦相通，因此左肾和睾丸的恶性肿瘤可经此途径向颅内转移。

（五）淋巴引流及神经

1. 淋巴引流 肾内淋巴管分浅、深两组。浅组位于肾纤维膜深面，引流肾被膜及其肾脂肪囊的淋巴。深组位于肾内血管周围，引流肾实质的淋巴。浅、深两组淋巴管相互吻合，在肾蒂处汇合成较粗的淋巴管，最后汇入腰淋巴结。

右肾集合淋巴管	• 前部的注入腔静脉前淋巴结、主动脉腔静脉间淋巴结及主动脉前淋巴结 • 后部的注入腔静脉后淋巴结
左肾集合淋巴管	• 前部的注入主动脉前淋巴结及左肾动脉起始处的主动脉外侧淋巴结 • 后部的注入主动脉外侧淋巴结

2. 神经 肾接受交感神经和副交感神经双重支配，同时有内脏感觉神经。交感神经和副交感神经皆来源于肾丛（位于肾动脉上方及其周围）。一般认为分布于肾内的神经主要是交感神经，副交感神经可能只终止于肾盂平滑肌。

感觉神经随交感神经和副交感神经分支走行，由于经过肾丛，所以切除或封闭肾丛可消除肾疾患引起的疼痛。

三、输尿管腹部

输尿管左、右各一，位于腹膜后隙，脊柱两侧，是细长且富有弹性的肌性通道。输尿管上端起自肾盂，下端终于膀胱，全长为 25~30cm。根据行程，输尿管可分为三部：①腹部（腰段），从肾盂与输尿管交界处至跨越髂血管处；②盆部（盆段），从跨越髂血管处至膀胱壁；③壁内部（膀胱壁段），斜行穿膀胱壁，终于膀胱黏膜的输尿管口。

输尿管腹部长 13～14cm，紧贴腰大肌前面向下内侧斜行，在腰大肌中点的稍下方有睾丸（卵巢）血管斜过其前方。输尿管腹部的体表投影：在腹前壁与半月线相当；在腰部约在腰椎横突尖端的连线上。

输尿管腹部的上、下端分别是输尿管的第 1、2 狭窄部。肾盂与输尿管连接处的直径约为 0.2cm；跨越髂血管处直径约为 0.3cm；两者中间部分较粗，直径约 0.6cm。输尿管的狭窄部常是被结石阻塞的部位。肾盂与输尿管连接处的狭窄性病变，是导致肾盂积水的重要病因之一。

右输尿管腹部的前面为十二指肠降部、回结肠血管、睾丸（卵巢）血管、右结肠血管和回肠末端，因此，回肠后位阑尾炎常可刺激右输尿管，尿中可出现红细胞及脓细胞。左输尿管腹部的前面有十二指肠空肠曲、斜行跨过的睾丸（卵巢）血管和左结肠血管。两侧输尿管到小骨盆上口，右侧跨越髂外血管前方，左侧跨越髂总血管前方进入盆腔。输尿管腹部前面的大部分有升、降结肠血管跨过，施行左或右半结肠切除术时，注意勿损伤输尿管。

输尿管变异比较少见。下腔静脉后输尿管容易导致输尿管梗阻，必要时需手术将其移至正常位置。双肾盂、双输尿管畸形时，输尿管的行程及开口可有变异，如双输尿管开口于膀胱，可不引起生理功能障碍，但若其中一条输尿管开口于膀胱之外，因无括约肌控制，可致持续性尿漏。

输尿管腹部的血液供应是多源性的：其上部由肾动脉和肾下极动脉的分支供应；下部由腹主动脉、睾丸（卵巢）动脉、第 1 腰动脉、髂总动脉和髂内动脉等分支供应。各条输尿管动脉到达输尿管内缘 0.2～0.3cm 处时，均分为升、降两支进入管壁。上下相邻的分支相互吻合，在输尿管的外膜层形成动脉网，并有小分支穿过肌层，在输尿管黏膜层形成毛细血管丛。手术游离输尿管范围过大时，可影响输尿管的血供，甚至局部缺血、坏死。由于动脉多来自输尿管腹部的内侧，故手术时应在输尿管的外侧游离。

输尿管腹部的静脉与动脉伴行，分别经肾静脉、睾丸（卵巢）静脉、髂总静脉等回流入下腔静脉。

四、肾上腺

肾上腺为成对的内分泌器官，位于脊柱的两侧，平第 11 胸椎高度。左侧肾上腺为半月形，右侧为三角形，高约为 5cm，宽约为 3cm，厚为 0.5～1cm，重为 5～7g。肾上腺紧贴肾的上端，与肾共同包在肾筋膜内。

毗邻：左肾上腺前面的上部借网膜囊与胃后壁相邻，下部与胰尾、脾血管相邻，内侧缘接近腹主动脉。右肾上腺的前面为肝，前面的外上部无腹膜覆盖，直接与肝的裸区相邻，内侧缘紧邻下腔静脉。左、右肾上腺的后面均为膈。两侧肾上腺之间为腹腔丛。

动脉：有上、中、下三支，分布于肾上腺的上、中、下三部。**肾上腺上动脉**发自膈下动脉；**肾上腺中动脉**发自腹主动脉；**肾上腺下动脉**发自肾动脉。这些动脉进入肾上腺后，于肾上腺被膜内形成丰富的吻合，并发出细小分支进入皮质和髓质。一部分在皮质和髓质内形成血窦，一部分在细胞索间吻合成网。皮质和髓质的血窦集合成中央静脉，穿出肾上腺即为肾上腺静脉。

左肾上腺静脉通常为 1 支，少数为 2 支，汇入左肾静脉。右肾上腺静脉通常只有 1 支，汇入下腔静脉，少数汇入右膈下静脉、右肾静脉或副肝右静脉，个别可汇入肝右静脉。<u>由于右肾上腺静脉很短，且多汇入下腔静脉的右后壁，故在右肾上</u>

切除术结扎肾上腺静脉时，应注意保护下腔静脉。

五、腹主动脉

腹主动脉又称**主动脉腹部**，在第 12 胸椎下缘前方略偏左侧，经膈的主动脉裂孔进入腹膜后隙，沿脊柱的左前方下行，至第 4 腰椎下缘水平分为左、右髂总动脉。腹主动脉的全长为 14～15cm，周径 2.9～3.0cm。腹主动脉在腹前壁的体表投影：从胸骨颈静脉切迹至耻骨联合上缘连线的中点以上 2.5cm 处开始，向下至脐左下方 2.0cm 处，一条宽约 2.0cm 的带状区。腹主动脉下端在腹前壁的体表投影为两侧髂嵴最高点连线的中点。

腹主动脉的前面为胰、十二指肠水平部及小肠系膜根等；后面为第 1～4 腰椎及椎间盘；右侧为下腔静脉；左侧为左交感干腰部。腹主动脉周围还有腰淋巴结、腹腔淋巴结和神经丛等。

腹主动脉的分支按供血分布区域分为脏支和壁支，脏支又分为不成对和成对两种。

（一）不成对的脏支

腹腔干	为一短干，平均长 2.45cm，在膈主动脉裂孔的稍下方发自腹主动脉的前壁，起点多在第 1 腰椎水平
肠系膜上动脉	在腹腔干的稍下方发自腹主动脉前壁，起点多在第 1 腰椎水平
肠系膜下动脉	在第 3 腰椎水平发自腹主动脉前壁，在腹后壁腹膜深面行向左下方，经乙状结肠系膜进入盆腔，最后移行为直肠上动脉

（二）成对的脏支

肾上腺中动脉	在肾动脉上方平第 1 腰椎高度起自腹主动脉侧壁，向外侧经膈的内侧脚至肾上腺中部
肾动脉	多在第 2 腰椎平面、肠系膜上动脉起点稍下方发自腹主动脉的侧壁
睾丸（卵巢）动脉	在肾动脉起点平面稍下方，起自腹主动脉的前外侧壁。睾丸动脉经腹股沟管深环入腹股沟管随精索下行，分布至睾丸；卵巢动脉在小骨盆上缘处经卵巢悬韧带，分布于卵巢

（三）壁支

1. 膈下动脉 为 1 对，在膈主动脉裂孔处，由腹主动脉的起始处发出，行向上分布于膈。

2. 腰动脉 通常为 4 对，由腹主动脉后壁的两侧发出，向外侧横行，分别经第 1～4 腰椎体中部的前面或侧面，与腰静脉伴行。在腰大肌的内侧缘发出背侧支和腹侧支。

3. 骶正中动脉 为 1 支，多起自腹主动脉分叉处的后上方 0.2～0.3cm 处，经第 4～5 腰椎、骶骨及尾骨的前面下行，并向两侧发出腰最下动脉（又称第 5 腰动脉），贴第 5 腰椎体走向外侧，供血到邻近组织。

六、下腔静脉

下腔静脉的前面为肝、胰头、十二指肠水平以及右睾丸（卵巢）动脉和肠系膜根，后面为右膈脚、第 1～4 腰椎、右腰交感干和腹主动脉的壁支，右侧与腰大肌、右肾和右肾上腺相邻，左侧为腹主动脉。

下腔静脉的属支有髂总静脉、右睾丸（卵巢）静脉、肾静脉、右肾上腺静脉、肝静脉、膈下静脉和腰静脉，大部分属支与同名动脉伴行。

膈下静脉收集肾上腺的小静脉血液，并与同名动脉伴行。

睾丸（卵巢）静脉起自蔓状静脉丛，穿腹股沟管深环，进入后腹壁腹膜后方，并与同名动脉伴行，多为 2 支。它们经腰大肌和输尿管的腹侧上行，合为 1 支。右侧者斜行汇入下腔静脉，左侧者几乎垂直上升汇入左肾静脉。两侧卵巢静脉自盆侧壁上行，越过髂外血管后的行程及汇入部位与睾丸静脉相同。

左侧睾丸静脉曲张较右侧常见，因为，左侧睾丸静脉垂直汇入左肾静脉，经左肾静脉注入下腔静脉，流程较长，回流阻力较大；上行过程中有乙状结肠跨过，易受其压迫；左肾静脉经肠系膜上动脉根部与腹主动脉所形成的夹角处汇入下腔静脉，左肾静脉回流受阻亦可累及左睾丸静脉。

腰静脉 4 对，收集腰部组织的静脉血，汇入下腔静脉。左侧腰静脉走行于腹主动脉的后方。腰静脉与椎外静脉丛有吻合，与椎内静脉丛相通。各腰静脉之间纵行的交通支称为**腰升静脉**。两侧的腰升静脉向下与髂腰静脉、髂总静脉及髂内静脉相连，向上与肾静脉、肋下静脉相通。两侧的腰升静脉分别经左、右膈脚入后纵隔，左侧移行于半奇静脉，右侧移行于奇静脉，最后汇入上腔静脉。因此，腰升静脉是沟通上、下腔静脉系统间的侧支循环途径之一。

下腔静脉的变异类型包括双下腔静脉、左下腔静脉和下腔静脉肝后段缺如等。在行腹膜后隙部位手术时，应注意防止变异的下腔静脉损伤。当肾切除术处理肾蒂时，应注意有无下腔静脉变异，切勿损伤左侧下腔静脉。

七、乳糜池

乳糜池位于第 1 腰椎体前方，腹主动脉的右后方，有时在腹主动脉与下腔静脉之间，其上端延续为胸导管，向上经膈的主动脉裂孔进入胸腔。肠干和左、右腰干汇入乳糜池。约有14%的人无明显的乳糜池，而由互相吻合的淋巴管所替代。

八、腰交感干

腰交感干由3或4个神经节和节间支构成，位于脊柱与腰大肌之间，表面被深筋膜覆盖，上方连于胸交感干，下方延续为骶交感干。左、右腰交感干之间有横向的交通支。行腰神经节切除术时，不仅应切除交感干神经节，还需同时切除交通支，以达到理想治疗效果。

左腰交感干与腹主动脉左缘相距1cm左右。右腰交感干的前面除有下腔静脉覆盖外，有时有1支或2支腰静脉越过。两侧腰交感干的下段分别位于左、右髂总静脉的后方。左、右腰交感干的外侧有生殖股神经并行，附近还有小的淋巴结，行腰神经节切除术时均应注意鉴别。

腰神经节在第12胸椎体下半至腰骶椎间盘的范围内。数目常有变异，主要是由于神经节的融合或缺如。第1、2、5腰神经节位于相应椎体的平面，第3、4腰神经节的位置多高于相应的椎体。第3腰神经节多位于第2~3腰椎间盘平面，第4腰神经节多位于第3~4腰椎间盘平面。

九、腰丛

腰丛位于腰大肌深面、腰椎横突的前面，由第12胸神经前支和第1~4腰神经前支构成。主要分支有髂腹下神经、髂腹股沟神经、生殖股神经、股外侧皮神经、股神经和闭孔神经，分布于髂腰肌、腰方肌、腹前壁下部、大腿前内侧部的肌和皮肤、大腿外侧的皮肤、外生殖器，以及小腿与足内侧的皮肤。

第六节　腹部解剖操作

一、解剖腹前外侧壁

（一）切口

人体标本仰卧，做如下皮肤切口及剥离皮肤。

1. 自剑突沿正中线向下经脐的外侧至耻骨联合上缘。
2. 自剑突沿肋弓向外下至腋中线（胸部解剖时，此切口已做）。
3. 自耻骨联合上缘沿腹股沟向外上切至髂前上棘。
4. 从前正中线向两侧剥离皮肤。

（二）解剖浅筋膜及浅血管和皮神经

1. 寻找浅血管。
2. 辨认 Camper 筋膜和 Scarpa 筋膜。
3. 寻认肋间神经皮支。
4. 清除浅筋膜，暴露腹外斜肌及其腱膜。

（三）解剖腹股沟区

1. 观察腹外斜肌及其腱膜。
2. 解剖腹股沟管前壁。
3. 解剖腹股沟管上壁。
4. 解剖腹股沟管下壁和后壁。
5. 探查腹股沟管深环。
6. 辨认腹股沟三角。

（四）解剖腹前外侧壁的肌和血管、神经

1. 解剖腹外斜肌和腹内斜肌。
2. 解剖腹横肌和神经血管。

（五）解剖腹直肌鞘和腹直肌

1. 解剖腹直肌鞘。

2. 探查腹直肌及血管、神经。

3. 观察弓状线。

二、解剖腹膜与腹膜腔

（一）打开腹膜腔

自剑突沿前正中线至耻骨联合，用剪刀剪开腹壁的各层暴露其深面的壁腹膜。

（二）观察肝的位置与毗邻

首先观察肝下缘与肋弓及剑突的关系，再从右向左观察肝脏面的毗邻，然后以墨汁画出肝的体表投影，以了解肝的上界和其上方的毗邻。

（三）观察理解腹膜腔与腹腔的概念及境界

探查腹膜腔之前，先按腹部分区，探查时动作要轻柔，观察完毕后将内脏恢复原位。

（四）观察腹膜形成的结构

1. 观察网膜。

2. 观察肝的韧带。

3. 探查胃与脾的韧带。

4. 辨认十二指肠空肠襞。

5. 观察系膜。

（五）探查膈下间隙

1. 右肝上间隙。

2. 左肝上间隙。

3. 右肝下间隙。

4. 左肝下间隙和网膜孔。

（六）观察结肠下区的间隙

翻动小肠襻和肠系膜根，观察左、右肠系膜窦，肠系膜根左下方的间隙为左肠系膜窦，向下通盆腔；肠系膜根右上方的间隙为右肠系膜窦，其下界有横位的回肠末段，形成相对独立的间隙。在升、降结肠的外侧，分别为左、右结肠旁沟，两者向下通盆腔。右结肠旁沟向上与膈下间隙相通。

（七）观察腹前臂下份的腹膜皱襞和窝

腹前壁下部内面，可见纵行的腹膜皱襞，自正中向外依次为脐正中襞、脐内侧襞和脐外侧襞；脐正中襞与脐内侧襞之间的腹膜凹陷为膀胱上窝；脐外侧襞两侧的凹陷分别为腹股沟内、外侧窝。去除壁腹膜，解剖腹膜皱襞内的结构。

三、解剖结肠上区

（一）解剖胃的血管、淋巴结及神经

1. 解剖胃左动脉和胃冠状静脉。
2. 解剖胃右动脉。
3. 解剖迷走神经。
4. 解剖胃网膜左、右动脉。

（二）解剖肝

1. 取肝。
2. 观察肝的外形。
3. 解剖并观察肝裂。
4. 解剖并观察第一肝门。
5. 解剖并观察下腔静脉肝后段。
6. 解剖并观察肝内管道。

（三）解剖胰、十二指肠上半部和脾血管

1. 解剖脾动脉。
2. 解剖脾静脉。
3. 解剖胃十二指肠动脉。

（四）解剖肝十二指肠韧带内的结构和胆囊

1. 解剖肝十二指肠韧带。

2. 解剖肝固有动脉。

3. 解剖肝外胆道与胆囊。

4. 解剖肝门静脉。

四、解剖结肠下区

（一）辨认各段肠管

1. 辨认十二指肠的各部分。

2. 区分空肠和回肠。

3. 区分结肠。

4. 寻找阑尾。

5. 寻找十二指肠空肠曲。

（二）解剖肠系膜上血管

1. 解剖肠系膜上动脉和静脉。

2. 解剖空、回肠动脉。

3. 解剖肠系膜上动脉右缘的分支。

4. 解剖胰十二指肠下前、下后动脉。

（三）解剖肠系膜下血管

1. 解剖肠系膜下动脉。

2. 解剖肠系膜下静脉。

（四）解剖十二指肠及其周围结构

1. 解剖十二指肠相邻结构。

2. 解剖胰管。

3. 解剖十二指肠内部结构。

五、解剖腹膜后隙

（一）一般观察

清除腹后壁残存的腹膜，观察腹膜后隙的境界、交通、内容及各结构间的排列关系。

（二）解剖腹后壁的血管和淋巴结

1. 解剖肾前筋膜。

2. 解剖腹主动脉和下腔静脉。

3. 解剖肾动脉和肾上腺中动脉。

4. 解剖生殖腺血管。

5. 解剖膈下动脉与肾上腺上动脉。

6. 解剖淋巴结。

7. 解剖髂总动脉夹角内的结构。

8. 解剖髂总动脉及其分支。

（三）解剖肾及其周围结构

1. 原位观察肾。

2. 解剖肾内结构。

3. 解剖肾上腺。

4. 解剖肾蒂及输尿管。

（四）解剖腹腔神经丛、腰交感干和腰丛、腰淋巴干

1. 解剖腹腔神经丛。

2. 解剖腰交感干。

3. 解剖乳糜池及其输入淋巴干。

4. 腰丛。

第七节　临床病例分析

病例：

某医学院的附属医院，一组学生在普外科见习，有 1 例疑似胃溃疡穿孔的患者行紧急剖腹探查手术。带教老师问学生，什么样的腹部切口比较适合该手术。学生回答可作旁腹直肌切口。

临床解剖学问题：

（1）腹前外侧壁的常用手术切口有哪些？

（2）腹直肌切口所经过的层次有哪些？为什么选择此切口？

解答：

外科手术时，在腹前外侧壁不同部位常见有以下手术切口：上腹正中切口、下腹正中切口、旁正中切口、经腹直肌切口、旁腹直肌切口、阑尾切口等。

经腹直肌切口所经过的层次分为：皮肤－浅筋膜－腹直肌鞘前层－腹直肌－腹直肌鞘后层－腹横筋膜－腹膜下筋膜－壁腹膜。这种切口中只需要向外牵拉腹直肌以暴露手术野，从而避免了对神经、血管的损伤，手术后完整的腹直肌又可以填充于腹直肌鞘前、后两层的切口之间，能够保持腹前壁结构的完整。

小结速览

腹部
- 概述：腹腔主要器官在腹壁前的投影
- 腹前外侧侧壁
  - 腹股沟管：有两口四壁
  - 腹股沟三角：腹直肌外侧缘、腹股沟韧带和腹壁下动脉围成
- 结肠上区
  - 胃
    - 网膜和韧带：大、小网膜，胃脾、胃胰、胃膈韧带
    - 动脉：胃左、右动脉，胃网膜左、右动脉，胃短动脉，胃后动脉
    - 神经：交感神经、副交感神经、内脏传入纤维
  - 十二指肠
    - 上部
    - 降部
    - 水平部
    - 升部

腹部
├─ 结肠上区
│　├─ 肝
│　│　├─ 肝的韧带：镰状、冠状，左、右三角韧带
│　│　└─ 分叶与分段：分为左右半肝，五叶和八段
│　├─ 肝外胆道
│　│　├─ 胆囊
│　│　└─ 胆总管：分为四段
│　└─ 胰
│　　├─ 胰头：最宽大部分
│　　├─ 胰颈：狭窄部分
│　　├─ 胰体：较长
│　　└─ 胰尾：胰瘘
├─ 结肠下区
│　├─ 空肠及回肠：肠系膜
│　├─ 阑尾
│　│　├─ 回肠前、后位
│　│　├─ 盆位
│　│　├─ 盲肠后位
│　│　└─ 盲肠下位
│　└─ 结肠
│　　├─ 升结肠
│　　├─ 横结肠
│　　├─ 降结肠
│　　└─ 乙状结肠
└─ 腹膜后隙
　├─ 肾
　│　├─ 肾门、肾蒂和肾窦
　│　└─ 被膜：深筋膜、脂肪囊、纤维囊
　├─ 输尿管分部：腹部、盆部、壁内部
　├─ 腹主动脉
　│　├─ 不成对脏支：腹腔干，肠系膜上、下动脉
　│　└─ 成对的脏支：肾上腺中动脉、肾动脉、睾丸（卵巢）动脉
　├─ 下腔静脉：髂总静脉、肾静脉等属支
　├─ 腰交感干：3 或 4 个神经节和节间支构成
　└─ 乳糜池：肠干，左、右腰干

第五章 盆部与会阴

● **重点** 盆膈的组成；子宫的毗邻；子宫韧带。

○ **难点** 膀胱、直肠的毗邻；盆筋膜间隙。

★ **考点** 子宫动脉的走行、分布；盆膈筋膜的区分。

第一节 概述

盆部由骨盆、盆壁、盆膈及盆腔脏器等组成，会阴指盆膈以下封闭骨盆下口的全部软组织。

一、境界与分区

耻骨联合上缘、耻骨结节、耻骨嵴、耻骨梳、弓状线、骶翼前缘和骶骨岬连成的环形界线为**骨盆上口**，是盆部的上界。尾骨尖、耻骨联合下缘和两侧的骶结节韧带、坐骨结节、坐骨支、耻骨下支围成**骨盆下口**，是盆部的下界。

二、表面解剖

（一）体表标志

耻骨联合上缘、耻骨嵴和耻骨结节参与骨盆上口的围成，耻骨弓、坐骨结节及尾骨尖参与骨盆下口的围成，是临床常用的骨性标志。

（二）体表投影

从髂前上棘与耻骨联合连线的中点至脐下2cm处，此线之上 1/3 段为髂总动脉的投影；下 2/3 为髂外动脉的投影；上、中 1/3 交界点为髂内动脉起点。

第二节　盆部

一、骨盆整体观

骨盆上口将骨盆分为前上方的大骨盆（假骨盆）和后下方的**小骨盆**（真骨盆）。骨盆的前壁为耻骨、耻骨支和耻骨联合，后壁为凹陷的骶、尾骨的前面，两侧壁为髂骨、坐骨、骶结节韧带及骶棘韧带。骨盆的前外侧有闭孔，其周缘附着一层结缔组织膜，仅前上方留有一管状裂隙，称闭膜管。

二、盆壁肌

覆盖骨性盆壁内面的肌有闭孔内肌和梨状肌。

三、盆膈

由肛提肌和尾骨肌及覆盖其上、下面的筋膜构成。上表面的筋膜称为**盆膈上筋膜**，下表面的筋膜称为**盆膈下筋膜**。

（一）肛提肌

起于耻骨后面与坐骨棘之间的**肛提肌腱弓**，止于会阴中心腱、直肠壁、尾骨和肛尾韧带。有固定直肠的作用。按其纤维起止及排列，肛提肌可分为四部分：①前列腺提肌；②**耻骨直肠肌**；③**耻尾肌**；④**髂尾肌**。

（二）尾骨肌

起自坐骨棘盆面，止于尾骨和骶骨下部的侧缘。

四、盆筋膜

(一)盆壁筋膜

盆壁筋膜也称盆筋膜壁层,覆盖盆壁肌和骨的内表面,向上越过界线与腹内筋膜相延续。从耻骨体盆腔面到坐骨棘,闭孔筋膜呈线形增厚,称肛提肌腱弓,为肛提肌和盆膈上、下筋膜提供起点和附着处。男性耻骨体后面的**耻骨前列腺韧带**张于耻骨体与前列腺鞘和膀胱颈之间;女性耻骨体后面的**耻骨膀胱韧带**张于耻骨体与膀胱颈和尿道之间,是维持膀胱、前列腺和尿道位置的重要结构。

位于骶骨前方的部分为**骶前筋膜**,是一在 MRI 图像上可看见的结构。左右腹下神经和下腹下丛位于它的表面。骶前筋膜与骶骨之间有骶正中动脉、骶外侧静脉和骶静脉丛。由于部分静脉外膜与筋膜融合,外科手术在骶前筋膜后方做解剖分离可能伤及这些静脉,引起出血。

(二)盆脏筋膜

盆脏筋膜也称为盆筋膜脏层,盆脏筋膜紧靠盆部器官,在肛提肌上表面与肛提肌筋膜相延续,在后上方与梨状肌筋膜相延续。在盆壁筋膜与盆脏筋膜相交处,筋膜较为致密,被称为**盆内筋膜**。包裹前列腺的部分称为**前列腺鞘**。前列腺鞘向上延续包裹膀胱,形成膀胱筋膜,比较薄弱,紧贴膀胱外表面。

男性直肠与膀胱、前列腺、精囊及输精管壶腹之间(女性在直肠与阴道之间),有一冠状位的结缔组织隔,称**直肠膀胱隔**(女性为**直肠阴道隔**)。盆脏筋膜也包括一些韧带,它们由血管神经及周围结缔组织形成,如子宫主韧带和子宫骶韧带等,有维持脏器位置的作用。

五、盆筋膜间隙

盆壁筋膜、盆脏筋膜与覆盖盆腔的腹膜之间的疏松结缔组织，构成潜在的盆筋膜间隙。这些筋膜间隙有利于手术时分离脏器，脓血和渗液等也易在间隙内聚集。

（一）耻骨后隙

耻骨后隙也称膀胱前隙，隙内为疏松结缔组织和静脉丛等。耻骨骨折引起的血肿和膀胱前壁损伤的尿外渗常潴留此间隙内。耻骨上腹膜外引流、膀胱以及子宫下部等手术，均通过此间隙进行，此时应避免伤及腹膜。

（二）直肠系膜

直肠的周围存在大量的疏松结缔组织、脂肪、血管神经、淋巴管和淋巴结，这些包裹直肠的组织和结构被临床外科称为直肠系膜。直肠系膜外有一层无血管、呈网眼状的组织包裹直肠系膜，属直肠的脏筋膜，被称为**直肠系膜筋膜**。发自下腹下丛的内脏神经和细小的直肠中血管横行穿过直肠系膜筋膜、直肠系膜到达直肠，被称为**直肠侧韧带**。

六、盆部的血管、淋巴引流和神经

1. 动脉　包括髂总动脉、髂外动脉、髂内动脉、骶正中动脉。

2. 静脉　主要包括髂内静脉。

3. 淋巴引流　主要淋巴结群包括髂外淋巴结、髂内淋巴结和骶淋巴结。

4. 神经　包括闭孔神经、骶丛、尾丛及内脏神经。

七、盆腔内的腹膜配布

（一）男性盆腔内的腹膜与腹膜腔陷凹

1. 直肠膀胱陷凹。

2. 膀胱旁窝。

（二）女性盆腔内的腹膜配布、形成的结构与腹膜腔陷凹

1. 直肠子宫陷凹。

2. 膀胱子宫陷凹。

3. 膀胱旁窝位。

4. 子宫阔韧带。分为：①卵巢系膜：是卵巢前缘至子宫阔韧带后层较窄的双层腹膜襞，内有至卵巢的血管。②输卵管系膜：是输卵管与卵巢系膜之间的部分，内有输卵管的血管，有时含卵巢冠和卵巢旁体。③子宫系膜：是子宫阔韧带的其余部分，内有子宫动、静脉等。

5. 直肠子宫襞。

6. 卵巢悬韧带。

八、盆腔脏器

盆腔脏器包括泌尿器、生殖器及消化管的盆内部分。它们的配布关系是：前方为膀胱及尿道，后方是直肠，中间为生殖器。在男性，膀胱尿道与直肠之间为输精管、精囊及前列腺；在女性，为卵巢、输卵管、子宫及阴道。

（一）直肠

1. 位于骶骨前方，在第 3 骶椎高度，上续乙状结肠，向下穿过盆膈续为肛管。

2. 直肠后借疏松结缔组织与骶、尾骨和梨状肌相邻，其间有直肠上血管、骶丛和盆内脏神经及盆交感干等结构。男性直肠前面隔着直肠膀胱陷凹与膀胱底上部、精囊和输精管壶腹毗邻，凹中有回肠和大网膜等脏器，凹底腹膜反折线以下则有膀胱底下部、精囊、输精管壶腹、前列腺和输尿管盆段，它们与

直肠之间隔以直肠膀胱隔。女性直肠前面隔着直肠子宫陷凹与子宫和阴道穹后部相邻,凹内有腹腔脏器,凹底腹膜反折线以下,直肠前面与阴道之间有直肠阴道隔分隔。临床上常用直肠镜检和乙状结肠镜检分别观察直肠或乙状结肠内面和取活检标本。

3. 直肠由直肠上动脉、直肠下动脉及骶正中动脉分布。直肠肛管内丛静脉曲张形成痔,齿状线以下为外痔,齿状线以上为内痔。直肠的淋巴引流主要朝上。

（二）膀胱

1. 膀胱是储尿的囊状器官,正常成人的膀胱容量为 300～500ml,但随年龄和性别而有变化。

2. 膀胱空虚时位于小骨盆腔内,耻骨联合及耻骨支的后方,故耻骨骨折易损伤膀胱。充盈时则上升至耻骨联合上缘以上。膀胱空虚时为腹膜外位器官,充盈时则成为腹膜间位器官,盖于其上面的腹膜反折线也随之上移,以致无腹膜覆盖的膀胱高出于耻骨联合上缘以上,而与腹前外侧壁相贴。男性膀胱颈与前列腺相邻,并借尿道内口与尿道相通;女性膀胱颈则直接与尿生殖膈接触,故尿道内口较男性低。

（三）输尿管盆部和壁内部

1. 输尿管盆部　男性输尿管经输精管后外方,输精管壶腹和精囊之间达膀胱底。女性输尿管由后外向前内,经子宫阔韧带基部至子宫颈外侧约 2cm 处（恰在阴道穹侧部的上外方）,子宫动脉从外侧向内侧横越其前上方。子宫切除术中结扎子宫动脉时,切勿损伤输尿管。

2. 输尿管壁内部　输尿管壁内部长约 1.5cm,是输尿管最狭窄处,是常见的结石滞留部位。

（四）前列腺

1. 形态与毗邻　前列腺形如栗,质坚实,尖与底之间为前列腺体。前面有耻骨前列腺韧带，后面平坦，正中有一纵行的前列腺沟，借直肠膀胱隔与直肠壶腹相隔。直肠指检时，向前可扪及前列腺的大小、形态、硬度及前列腺沟。前列腺肥大或肿瘤需要切除时的手术入路：耻骨上入路、耻骨后入路、会阴入路、尿道内入路。

2. 组织学分区　移行区、中央区和外周区，还有一非腺性组织的纤维肌性基质。

3. 血液供应　十分丰富，行前列腺摘除时彻底止血尤为重要。

（五）输精管盆部、射精管及精囊

1. 输精管　盆部自腹股沟深环处接腹股沟管部，从外侧绕腹壁下动脉的起始部，急转向内下方，越过髂外动、静脉前方进入盆腔。在精囊上端平面以下，输精管膨大为壶腹，其末端逐渐变细，与对侧者靠近，并与精囊管以锐角的形式汇合成**射精管**。

2. 精囊　为一对长椭圆形的囊状腺体，位于前列腺底的后上方，输精管壶腹的后外侧，前贴膀胱，后邻直肠。

（六）子宫

1. 位置与毗邻　子宫位于膀胱与直肠之间，其位置随直肠和膀胱的充盈状态和体位的不同而变化，正常子宫位置为前倾前屈位。

2. 子宫的韧带

子宫阔韧带	位于子宫两侧，其上缘为游离缘，内含输卵管；阔韧带基部的前、后层分别与膀胱子宫陷凹和直肠子宫陷凹处的腹膜移行，在子宫颈两侧的结缔组织中有输尿管和子宫血管经过

子宫主韧带	在子宫颈两侧，维持子宫颈正常位置
子宫圆韧带	位于子宫阔韧带内，牵引子宫上份向前
骶子宫韧带	起自子宫颈上部的后面，牵引子宫颈向后上

3. 血液供应、淋巴引流和神经支配

（1）子宫动脉：发自髂内动脉，沿盆侧壁向前内下行至阔韧带基部，在此韧带两层腹膜间向内行，在距子宫颈外侧约 2cm 处，越过输尿管的前上方，继而在阴道穹侧部上方行向子宫颈，沿子宫侧缘迂曲上行，沿途发支至子宫壁，当行至子宫角处，分为输卵管支和卵巢支，分布于输卵管和卵巢，子宫动脉也分布于子宫颈和阴道。

（2）子宫静脉：起自子宫阴道静脉丛，在平子宫口高度汇合成子宫静脉，汇入髂内静脉。

（3）淋巴引流：子宫底和子宫体上部的淋巴管主要沿卵巢血管注入位于腹后壁的腰淋巴结；子宫角附近的淋巴管沿子宫圆韧带注入腹股沟浅淋巴结；子宫体下部和子宫颈的淋巴管在阔韧带下部两侧，一部分注入髂内淋巴结，另一部分在骨盆边缘处注入髂外淋巴结，还有一小部分向后注入骶淋巴结或髂总淋巴结。

（4）神经支配：主要发自盆丛中的子宫阴道丛。

（七）卵巢

卵巢为腹膜内位器官，左、右各一，呈扁椭圆形，卵巢由卵巢悬韧带连至盆侧壁。

（八）输卵管

输卵管位于阔韧带上缘内，长 8 ~ 12cm。输卵管由内向外分为：①输卵管子宫部；②输卵管峡；③输卵管壶腹；④输卵管漏斗四部。

（九）阴道

阴道位于子宫下方，为前后壁相贴的肌性管道，富有伸展性，上端包绕子宫颈阴道部，下端开口于阴道前庭。其长轴斜向前下，与子宫长轴相交，形成向前开放的直角。阴道前、后壁不等长，前壁较短，长约 6cm；后壁较长，约为 7.5cm。阴道环绕子宫颈的部分，与子宫颈形成**阴道穹**，按其部位分为前部、后部和两个侧部。后部最深，其顶与直肠子宫陷凹相接近，临床上可经后部穿刺引流腹膜腔积液。

第三节　会阴

一、肛区

肛区又称为肛门三角，有肛管和坐骨直肠窝。

（一）肛管

肛管长约 4cm，上续直肠，向后下绕尾骨尖终于肛门。

1. 肛门内括约肌　为肛管壁内环行肌层增厚形成，属不随意肌，有协助排便的作用。

2. 肛门外括约肌　为环绕肛门内括约肌周围的横纹肌，可分为皮下部、浅部、深部。

（二）坐骨肛门窝

坐骨肛门窝（也称**坐骨直肠窝**）位于肛管两侧，为尖朝上、底朝下的锥形间隙。锥尖由盆膈下筋膜与闭孔筋膜汇合而成，锥底为肛区的皮肤。内侧壁为肛门外括约肌、盆底肌及盆膈下筋膜，外侧壁为坐骨结节、闭孔内肌。坐骨直肠窝向前延伸到肛提肌与尿生殖膈会合处，形成前隐窝。

二、男性尿生殖区

1. 层次结构

（1）浅层结构：皮肤有阴毛，富含汗腺和阴茎背神经皮脂腺。此区浅筋膜脂肪很少，呈膜状，称**会阴浅筋膜**或 Colles 筋膜。

（2）深层结构：包括深筋膜和会阴肌等。深筋膜可分为浅层的**尿生殖膈下筋膜**和深层的**尿生殖膈上筋膜**。尿生殖膈上筋膜略薄，而尿生殖膈下筋膜较为致密，常被称为**会阴膜**。两层筋膜皆为三角形，两侧附着于耻骨弓。它们的后缘终于两侧坐骨结节的连线上，并与会阴浅筋膜三者相互愈着；它们的前缘在耻骨联合下相互愈着，并增厚形成**会阴横韧带**。

会阴浅筋膜与会阴膜之间为会阴浅隙，尿生殖膈下、上筋膜之间为会阴深隙。

2. 阴囊 精索始于腹股沟管深环，止于睾丸后缘。**阴囊**是容纳睾丸、附睾和精索下部的囊，悬于耻骨联合下方，两侧大腿前内侧之间。

（1）层次结构：阴囊皮肤薄，有少量阴毛。**肉膜**是阴囊的浅筋膜，含平滑肌纤维，与皮肤组成阴囊壁，并在正中线上发出**阴囊中隔**，将阴囊分成左、右两部。肉膜深面由外向内依次为：**精索外筋膜、提睾肌、精索内筋膜和睾丸鞘膜**。

（2）血供、淋巴引流和神经：供应阴囊的动脉有股动脉的阴部外浅、深动脉，阴部内动脉的阴囊后动脉和腹壁下动脉的精索外动脉。它们的分支组成致密的皮下血管网。阴囊的静脉与动脉伴行，分别汇入股静脉、髂内静脉和髂外静脉。阴囊皮肤的淋巴注入腹股沟浅淋巴结。到达阴囊的神经有：髂腹股沟神经、生殖股神经的生殖支、会阴神经的阴囊后神经和股后皮神经的会阴支。

3. 阴茎　阴茎根固定在会阴浅隙内，阴茎体和头游离，呈圆柱状。

（1）层次结构：阴茎由外到内依次为：皮肤、阴茎浅筋膜、阴茎深筋膜（包皮切除术或阴茎手术时，可在阴茎根背面两侧施行阴茎背神经阻滞麻醉）和白膜。

（2）血供和淋巴引流：阴茎的血供主要来自阴茎背动脉和阴茎深动脉。阴茎皮肤的淋巴管注入两侧的腹股沟浅淋巴结，深层的淋巴注入腹股沟深淋巴结或直接注入髂内、外淋巴结。

4. 男性尿道　分为前列腺部、膜部和海绵体部，海绵体部称为前尿道，膜部和前列腺部称为后尿道。

三、女性尿生殖区

1. 尿生殖三角　有会阴浅筋膜，尿生殖膈下、上筋膜，浅、深层会阴肌，并形成浅深两个间隙。女性的两个间隙因尿道和阴道通过，被不完全分隔开，故没有男性尿外渗那样的临床意义。

2. 女性尿道　短而直，向前下方穿过尿生殖膈，开口于阴道前庭。尿道后面为阴道，两者的壁紧贴在一起。分娩时如胎头在阴道内滞留时间过长嵌压在耻骨联合下，软产道组织因长时间受压，可发生缺血性坏死，导致产后尿瘘，尿液自阴道流出。

3. 女性外生殖器　又称**女阴**。阴阜向两侧后外延伸为**大阴唇**。位于大阴唇内侧的皮肤皱襞，光滑无毛，为**小阴唇**。阴蒂的游离端为阴蒂头，为圆形小结节。左右小阴唇之间为**阴道前庭**，前庭中央有阴道口，口周围有处女膜或处女膜痕。阴道口后外侧左右各有一前庭大腺的开口，后方与阴唇后连合之间有一陷窝，为**阴道前庭窝**。尿道外口位于阴道口的前方，阴蒂后方2cm左右。

4. 会阴中心腱 又称**会阴体**。男性位于肛门与阴囊根之间，女性位于肛门与阴道前庭后端之间。会阴中心腱具有加固盆底承托盆内脏器的作用，分娩时此处受到很大的张力而易于破裂，所以要注意保护。

第四节 盆部解剖操作

一、观察辨认盆部结构

（一）盆部体表标志

触诊辨认体表骨性标志：耻骨结节、耻骨联合、耻骨下支、坐骨支、坐骨结节和尾骨尖。

（二）观察大、小骨盆及其分界

在离体骨盆标本上，自后向前确认骶岬、弓状线、耻骨梳、耻骨结节以及耻骨联合上缘的连线，即大、小骨盆之间的界线。

（三）观察盆膈

1. 肛提肌。

2. 尾骨肌。

3. 盆膈上、下筋膜。

（四）观察盆壁肌

1. 闭孔内肌。

2. 梨状肌。

（五）观察盆筋膜间隙

1. 耻骨后隙。

2. 直肠系膜。

（六）观察盆腔脏器与腹膜的配布

1. 男性盆腔脏器和腹膜概观。

2. 女性盆腔脏器和腹膜概观。

（七）观察男性盆腔脏器及其毗邻关系

1. 膀胱。

2. 直肠和肛管。

3. 前列腺。

4. 精囊和输精管盆部。

（八）观察女性盆腔脏器及其毗邻关系

1. 膀胱。

2. 直肠。

3. 子宫、输卵管及卵巢。

4. 阴道。

5. 输尿管盆部。

二、解剖盆部的主要血管

1. 解剖直肠上血管。

2. 解剖直肠下血管。

3. 解剖骶正中动脉。

4. 解剖男性盆部。

5. 解剖女性盆部。

三、剖查盆部神经

1. 解剖骶丛。

2. 解剖骶交感干和盆神经丛。

3. 解剖闭孔神经。

第五节　会阴解剖操作

一、标本体位与切口

（一）标本体位

仰卧，屈髋、屈膝，悬吊下肢使之分向两边。也可利用已经解剖完下肢和臀部的标本，取俯卧位，垫高耻骨联合部，进行会阴部解剖和观察。

（二）皮肤切口

1. 自尾骨尖沿会阴缝，环行绕过肛门和阴囊（小阴唇）至耻骨联合下缘，用解剖刀做中央纵行切口。

2. 再自尾骨尖经左、右坐骨结节折向耻骨联合前缘，做"＜"形切口。

3. 将会阴皮肤翻向耻骨联合前面。

二、解剖尿生殖区（尿生殖三角）

1. 解剖阴囊。

2. 解剖会阴浅隙。

3. 解剖会阴深隙。

三、解剖肛区（肛三角）

1. 此区解剖在臀区解剖完毕后进行。

2. 解剖观察坐骨肛门窝。

3. 解剖肛门外括约肌。

4. 解剖阴部内血管和阴部神经。

5. 显露坐骨肛门窝各壁。

第六节　临床病例分析

病例：

女，45 岁。近日感觉下腹部有下坠感及月经量增多而入院就诊。查体发现患者下腹部扪及包块。B 超及子宫镜检确诊为子宫黏膜下肌瘤。

问题：

（1）此患者需行全子宫切除术，请问需切除哪些子宫韧带？

（2）结扎子宫动脉时应注意什么？

解答：

（1）子宫切除术可通过腹前壁或在阴道内进行。行全子宫切除术，应切除子宫阔韧带、子宫主韧带、子宫圆韧带和骶子宫韧带等。

（2）由于在靠近阴道穹隆处子宫动脉从前上方跨过输尿管，因而在结扎子宫动脉时，输尿管有被损伤的危险。动脉跨过输尿管的位点在坐骨棘上方约 2cm 处。左侧输尿管更易受到损伤，因其更靠近子宫颈侧面。

小结速览

盆部及会阴 {
　概述：骨盆上、下口
　盆部 {
　　肛提肌：前列腺提肌、耻骨直肌、耻尾肌、髂尾肌
　　盆壁、盆脏筋膜
　　盆腔脏器：直肠、膀胱、前列腺等
　　子宫韧带 {
　　　子宫阔韧带
　　　子宫主韧带：维持正常位置
　　　子宫圆韧带：牵引向上
　　　骶子宫韧带：牵引子宫颈向后
　　}
　}
　会阴 {
　　坐骨肛门窝
　　男性尿生殖区：阴囊、阴茎结构
　　女性尿生殖区：尿生殖三角、女阴等
　}
}

第六章　脊柱区

● **重点**　脊柱区的层次结构。
○ **难点**　脊柱区的手术解剖基础。
★ **考点**　脊柱区的肌层、椎管内容物。

第一节　概述

一、境界与分区

脊柱区也称背区，是指脊柱及其后方和两侧软组织所共同配布的区域。其范围是：上自枕外隆凸和上项线，下至尾骨尖；两侧界是从斜方肌前缘、三角肌后缘上份、腋后壁、腋后线、髂嵴后份、髂后上棘至尾骨尖。自上而下可分为以下四区。

	上界	下界
项区	即脊柱区的上界	为第 7 颈椎棘突至两侧肩峰的连线
胸背区	即项区下界	为第 12 胸椎棘突、第 12 肋下缘至第 11 肋前份的连线
腰区	即胸背区下界	为两髂嵴后份和两髂后上棘的连线
骶尾区	是两髂后上棘与尾骨尖三点间所围成的三角区	

二、表面解剖

1. 肩胛骨　肩胛骨背面高耸的骨嵴为**肩胛冈**。两侧肩胛冈内侧端的连线，平第 3 胸椎棘突。肩峰是肩部的最高点。两侧肩胛骨下角的连线平对第 7 胸椎棘突。

2. 棘突　在后正中线上可摸到大部分椎骨的棘突。第 7 颈椎棘突常作为辨认椎骨序数的标志。

3. 骶管裂孔和骶角

4. 尾骨　尾骨尖可在肛门后方 2.5cm 处臀沟内扪及。

5. 髂嵴和髂后上棘　两髂嵴最高点的连线平对第 4 腰椎棘突。

6. 第 12 肋　竖脊肌外侧可触及此肋。

7. 脊肋角　为竖脊肌外侧缘与第 12 肋的交角，肾位于该角深部。肾疾患时，该处常有叩击痛或压痛，也是肾囊封闭常用的进针部位。

第二节　层次结构

脊柱区由浅入深有皮肤、浅筋膜、深筋膜、肌层、血管、神经等软组织和脊柱、椎管及其内容物等结构。

一、浅层结构

（一）皮肤

厚而致密，移动性小，有较丰富的毛囊和皮脂腺。

（二）浅筋膜

致密而厚实，含有较多脂肪。

（三）皮神经

均来自脊神经后支。

1. 项区　颈神经后支较为粗大的皮支有枕大神经和第 3 枕神经。

(1) **枕大神经**是第 2 颈神经后支的分支，在上项线下方、斜方肌的起点处浅出，伴枕动脉的分支上行，分布至枕部皮肤。

(2) **第 3 枕神经**是第 3 颈神经后支的分支，穿斜方肌浅出，分布至项区上部的皮肤。

2. 胸背区和腰区　来自胸、腰神经后支的分支，分布至臀区上部。臀上皮神经在髂嵴上方浅出处比较集中，此部位在竖脊肌外侧缘附近。腰部急剧扭转时，该神经易受损伤，是导致腰腿痛的常见原因之一。

3. 骶尾区　来自骶、尾神经后支的分支。

（四）浅血管

各动脉均有伴行静脉。

	浅动脉来源
项区	主要为枕动脉、肩胛背动脉和椎动脉等的分支
胸背区	肋间后动脉、肩胛背动脉和胸背动脉等的分支
腰区	腰动脉的分支
骶尾区	臀上、下动脉等的分支

二、深筋膜

项区和胸背区的深筋膜较薄弱，骶尾区的深筋膜与骶骨背面的骨膜相愈着。第 12 肋与髂嵴之间的深筋膜增厚，并分为前、中、后三层，被称为胸腰筋膜。

三、肌层

肌层由背肌和部分腹肌组成。由浅入深大致如下所示。

第一层	斜方肌、背阔肌和腹外斜肌后部
第二层	夹肌、肩胛提肌、菱形肌、上后锯肌、上后锯肌和腹内斜肌后部
第三层	竖脊肌和腹横肌后部
第四层	枕下肌、横突棘肌和横突间肌等

背阔肌是位于胸背区下部和腰区浅层的宽大扁肌，由胸背神经支配。血液供应主要来自胸背动脉和节段性的肋间后动脉以及腰动脉的分支，以肩胛线为界，其外侧由胸背动脉分支供血，内侧由节段性动脉供血。

斜方肌是位于项区和胸背区上部的扁肌，宽大且血供丰富，由副神经支配。血液供应主要来自颈浅动脉和肩胛背动脉，其次来自枕动脉和节段性的肋间后动脉。

夹肌位于颈部的后外侧份，覆盖竖脊肌的颈部。

枕下三角的内上界为头后大直肌，外上界为头上斜肌，外下界为头下斜肌。三角内有枕下神经和椎动脉经过。

腰上三角位于背阔肌深面，第12肋的下方。其内侧界为竖脊肌外侧缘，外下界为腹内斜肌后缘，上界为第12肋。有时由于下后锯肌在第12肋的附着处与腹内斜肌后缘相距较近，则下后锯肌也参与构成一个边，共同围成一个四边形的间隙。三角的底为腹横肌起始部的腱膜，腱膜深面有3条与第12肋平行排列的神经。自上而下为**肋下神经**、髂腹下神经和**髂腹股沟神经**。肾手术的腹膜外入路必经此三角。当切开腱膜时，应注意保护上述3神经。

腰下三角由髂嵴、腹外斜肌后缘和背阔肌前下缘围成。三角的底为腹内斜肌，表面仅覆以皮肤和浅筋膜。此三角为腹后壁的又一薄弱区，也会发生腰疝。在右侧，三角前方与阑尾和盲肠相对应，故盲肠后位阑尾炎时，此三角区有明显压痛。

四、深部血管和神经

动脉	枕动脉、肩胛背动脉、椎动脉（起自锁骨下动脉第 1 段，沿前斜角肌内侧上行，穿第 1～6 颈椎横突孔，继经枕下三角入颅）和胸背动脉
静脉	椎静脉、颈内静脉或锁骨下静脉；奇静脉、腋静脉；下腔静脉；髂内静脉
神经	脊神经后支、副神经、胸背神经和肩胛背神经

五、脊柱

（一）椎骨及其连结

1. 钩椎关节　第 3～7 颈椎椎体上面的外侧缘有明显向上的嵴样突起，称**椎体钩**或钩突；椎体下面外侧缘的相应部位有呈斜坡样的唇缘，相邻颈椎的椎体钩和唇缘共同组成**钩椎关节**，又称 Luschka 关节。椎体钩限制上一椎体向两侧移位，增加颈椎椎体间的稳定性，并防止椎间盘向外后方脱出。椎体钩外侧为横突孔内的椎动、静脉及其周围的交感神经丛，后方有颈脊髓，后外侧部参与构成颈椎间孔的前壁。故椎体钩发生骨质增生会分别压迫上述结构，引起颈椎病的不同表现。

2. 椎间盘　随年龄增长易退行性变，过度负重或用力不当会导致纤维环破裂，髓核脱出，以第 4～5 腰椎见者最为多见。椎间盘前方有宽的前纵韧带，后方中部有窄的后纵韧带加强，后外侧薄弱并对向椎间孔，故髓核常向后外侧脱出，压迫脊神经或脊髓。颈椎间盘的后外方有椎体钩加固，胸段脊柱活动幅度小，故颈、胸段的椎间盘突出症较腰段少见。

3. 黄韧带　是连于相邻两椎弓板之间主要由弹性纤维组成的弹性结缔组织，其厚度和宽度在不同部位有所差异：颈段薄而宽，胸段窄而稍厚，腰段最厚。腰穿或硬膜外麻醉，需穿经此韧带才可达椎管。两侧黄韧带间在中线处有一窄隙，有小静脉穿过。随年龄增长，黄韧带也可退变、增生和肥厚，以腰段多见。

（二）椎间孔

上界为相邻上位椎骨椎弓根的下切迹，下界为相邻下位椎骨椎弓根的上切迹，前方有椎间盘和相邻椎骨椎体的后面，后方为下关节突、上关节突，关节突关节的关节囊和黄韧带的外侧缘。以上、下椎弓根的内侧缘连线和外侧缘连线为界限，将椎间孔分为三个区，由内向外分别为入口区、中央区和出口区，神经根由内向外分别穿过各区。

（三）椎管

椎管是椎骨的椎孔和骶骨的骶管借骨连结形成的骨纤维性管道，上通过枕骨大孔与颅腔相通，下达骶管裂孔。其形状和椎管内容物的配布是相关的，一般将椎管分为中央椎管和神经根管。

六、椎管内容物

脊髓背面被覆三层被膜，由外向内为硬脊膜、脊髓蛛网膜和软脊膜。各层膜间及硬脊膜与椎管骨膜间均存在腔隙，由外向内依次有硬膜外隙、硬膜下隙和蛛网膜下隙。

（一）脊髓被膜和脊膜腔

1. 被膜　①硬脊膜：由致密结缔组织构成，厚而坚韧，形成一长筒状的硬脊膜囊。②脊髓蛛网膜。③软脊膜。

2. 脊膜腔　①硬膜外隙。②硬膜下隙。③蛛网膜下隙。

（二）脊神经根

1. 脊神经根的硬膜外段较短，借硬脊膜鞘紧密连于椎间孔周围，以固定硬脊膜囊和保护鞘内的神经根不受牵拉。此段在椎间孔处最易受压。椎间盘向后外侧突出、黄韧带肥厚、椎体边缘及关节突骨质增生是造成椎间管或神经根管狭窄，压迫脊神经根的最常见原因，临床手术减压主要针对这些因素。

2. 椎间盘突出时，为了减轻受压脊神经根的刺激，患者常常处于强迫的脊柱侧弯体位。当椎间盘突出从内侧压迫脊神经根时，脊柱将弯向患侧；如果椎间盘突出从外侧压迫脊神经根时，脊柱将弯向健侧。有时，椎间盘突出患者会出现左右交替性脊柱侧弯现象，其原因可能是突出椎间盘组织的顶点正巧压迫脊神经根。对于此类患者，无论脊柱侧弯弯向何方，均可暂时缓解突出椎间盘对脊神经根的压迫。

（三）脊髓的血管和脊神经脊膜支

1. 血管 脊髓前动脉和脊髓后动脉均起自椎动脉颅内段。椎动脉起自节段性动脉的脊支。

2. 脊神经脊膜支 也称窦椎神经或 Luschka 神经。窦椎神经由脊根和交感根组成，其纤维成分有感觉纤维和交感纤维。经椎间孔返回椎管内，分布至硬脊膜，脊神经根的外膜，后纵韧带，椎管内动、静脉血管表面和椎骨骨膜等结构。窦椎神经含有丰富的感觉纤维和交感神经纤维。

（四）椎静脉丛

分为椎外静脉丛和椎内静脉丛。

第三节　脊柱区解剖操作

一、切口

在人体标本上模拟腰椎穿刺。

二、层次解剖

（一）解剖浅层结构

1. 解剖皮神经，在背部正中线两侧的浅筋膜中，用镊子寻找从深筋膜穿出的脊神经后支的皮支。在背上部，胸神经后支靠近棘突处穿出；在下部，胸神经后支在近肋角处穿出。

2. 第 1~3 腰神经后支从竖脊肌外侧缘浅出，越髂嵴至臀部，形成臀上皮神经。第 2 胸神经后支的皮支最长，可平肩胛冈寻找和辨认。在枕外隆凸外侧 2～3cm 处斜方肌的枕骨起始部，用剪刀小心分离刚穿出的枕大神经，它上行至枕部。

（二）解剖深层结构

1. 解剖斜方肌和背阔肌。
2. 观察浅层肌之间的三角。
3. 翻起斜方肌和背阔肌。
4. 解剖中间肌和腰上三角。
5. 解剖背筋膜深层。
6. 解剖竖脊肌和横突棘肌。
7. 解剖枕下三角。
8. 解剖椎管。

第四节　临床病例分析

病例：

女孩，5 岁。因发热、咳嗽、呕吐入院。医生询问病史得知，患儿数日前开始有低热、咳嗽、喉咙痛。因症状加重并出现剧烈头痛，急送就医。查体发现患儿精神萎靡，体温 39.8℃；颈僵直。血常规显示白细胞总数与中性粒细胞比例增加。疑为流行性脑膜炎。拟行腰椎穿刺抽取脑脊液化验，以明确诊断。

问题：

（1）行腰椎穿刺时髂骨重要的骨性标志有哪些？

（2）腰椎穿刺应在哪里进行？行腰穿时，为什么要求患者尽可能屈背？

（3）腰椎穿刺需经过哪些层次结构？与硬膜外麻醉的进针有何不同？

解答：

（1）腰椎椎体粗壮，椎孔呈卵圆形或三角形。棘突呈板状，水平伸向后方，相邻椎骨之间的间隙较大，临床上常在此进行穿刺或麻醉。腰椎穿刺即蛛网膜下穿刺。腰穿通常选择在第3、4腰椎或第4、5腰椎棘突间隙进行，双侧髂嵴最高点的连线平对第4、5腰椎间隙，是腰椎穿刺进针的重要标志。无论在成人、儿童还是婴幼儿，自此平面进针都是安全的。通常情况下，婴幼儿的脊髓下端位于第3腰椎体下缘，而成人的脊髓下端位于第1腰椎下缘，因此，该平面以下的终池内没有脊髓，而马尾浸泡在终池的脑脊液中，穿刺针一般不会损伤脊髓和马尾。

（2）腰穿时患者侧卧，尽量做出屈背抱膝的动作，是为了能使脊柱最大限度地前屈，使得相邻腰椎棘突之间的间隙开至最大，方便医生穿刺进针，突破软组织进入终池的蛛网膜下隙抽取脑脊液。

（3）腰穿时针头依次需经过：皮肤、浅筋膜、深筋膜、棘上韧带、棘间韧带、黄韧带、硬脊膜和脊髓蛛网膜而到达终池。由于硬脊膜较坚韧，穿刺针过时，有突破感。针头一旦进入蛛网膜下隙，就会有脑脊液流出。

小结速览

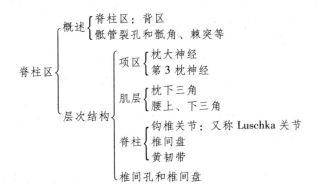

142

第七章　上肢

> ● **重点**　三边孔和四边孔的解剖；肱骨肌管的构成。
> ○ **难点**　肱动脉的来源、行程，前臂部、手掌的层次结构。
> ★ **考点**　上肢的体表标志及投影，腋腔的内容。

第一节　概述

一、境界与分区

上肢通过肩部与颈、胸和背部相接。其与颈部的界线是锁骨上缘外 1/3 和肩峰至第 7 颈椎棘突的连线。与胸、背部的分界分别为三角肌前、后缘上份与腋前、后襞下缘的中点的连线。

上肢分为肩、臂、肘、前臂、腕和手部。肩部和手部分为三区，其余各部再分为前后两区。

二、表面解剖

（一）体表标志

1. 肩部　肩峰为肩部最高的骨性标志。沿肩峰向后内，可摸到肩胛冈，向前内可触及锁骨。喙突位于锁骨中、外 1/3 交界处的锁骨下窝内，向后外可被扪及。肱骨大结节突出肩峰之下外侧。腋前、后襞为腋窝的前、后界。腋前襞主要由胸大肌下缘构成，腋后襞主要由大圆肌和背阔肌下缘构成。

2. 臂部 前区可见肱二头肌形成的纵行隆起，两侧为**肱二头肌内、外侧沟**。肱骨三角肌粗隆位于臂中部的外侧。

3. 肘部 **肱骨内、外上髁**是肘部两侧最突出的骨点。外上髁的下方有**桡骨头**，后区最显著的隆起为**尺骨鹰嘴**。屈肘时，前区可触及紧张的**肱二头肌腱**。

4. 腕和手部

（1）骨性标志：**桡、尺骨茎突**，尺骨茎突的近侧有尺骨头。

（2）腕横纹：位于腕前区。**腕近侧纹**约平尺骨头，**腕中纹**不恒定，**腕远侧纹**平对屈肌支持带近侧缘。

（3）腱隆起：握拳时，腕前区有三条纵行的肌腱隆起：近中线者为**掌长肌腱**；其桡侧为**桡侧腕屈肌腱**，桡动脉位于该屈肌腱的外侧；内侧为**尺侧腕屈肌腱**。伸腕、伸指时，在手背皮下可见**指伸肌腱**。

（4）手掌：有三条掌横纹。**鱼际纹斜**行于鱼际尺侧，近侧与腕远侧纹中点相交，深面有正中神经通过；**掌中纹略斜**行于掌中部，桡侧端与鱼际纹重叠；**掌远纹横行**，适对第3～5掌指关节的连线，其桡侧端稍弯向第2指蹼处。手掌两侧有呈鱼腹状的肌性隆起：内侧称**小鱼际**，外侧称**鱼际**，两隆起间的凹陷称**掌心**。

（5）解剖学"**鼻烟窝**"：为位于手背外侧的浅凹，其桡侧界为**拇长展肌腱和拇短伸肌腱**；尺侧界为**拇长伸肌腱**；近侧界为桡骨茎突。窝底为手舟骨和大多角骨。窝内有桡动脉通过，可触及其搏动。

（二）对比关系

肩峰、肱骨大结节和喙突之间形成一等腰三角。伸肘时，尺骨鹰嘴尖端与肱骨内、外上髁处于同一水平线上；屈肘成直角时，三者构成等腰三角形；肩肘关节脱位时上述关系改变。

（三）上肢的轴线与提携角

上肢轴线是经肱骨头中心 – 肱骨小头 – 尺骨头的连线。肱骨的纵轴称**臂轴**，尺骨的长轴称**前臂轴**。该二轴的延长线在肘部构成向外开放的钝角，称提携角，正常为 165°～170°。其内错角为 10°～15°，此角大于 15°称为肘外翻，小于 0°称肘内翻，0°～10°称直肘。

（四）体表投影

1. 动脉投影　上肢外展 90°，掌心向上，从锁骨中点至肘前横纹中点远侧 2cm 连线，为腋动脉和肱动脉的体表投影，两者以大圆肌下缘为界，大圆肌上缘以上为腋动脉，以下为肱动脉。

2. 神经投影

（1）正中神经：在臂部与肱动脉一致。

（2）尺神经：自腋窝顶，经肱骨内上髁与尺骨鹰嘴间的尺神经沟，至豌豆骨桡侧的连线。

（3）桡神经：从腋后襞下缘外端与臂交点处起，向下斜过肱骨后方，至肱骨外上髁的连线。

第二节　肩部

一、腋区

腋区为位于肩关节下方、臂上段与胸前外侧壁上部之间的区域。上肢外展时，此区出现向上的穹隆状皮肤凹陷，皮肤深面为四棱锥形的腔隙，称**腋窝**，由顶、底和四壁构成。

（一）腋窝的构成

1. 顶　是腋窝的上口，向上内通颈根部，由锁骨中份、第

1 肋外缘和肩胛骨上缘围成。有臂丛通过，锁骨下血管于第 1 肋外缘移行为腋血管。

2. 底 由皮肤、浅筋膜和腋筋膜构成。皮肤借纤维隔与腋筋膜相连，腋筋膜中央部因有皮神经、浅血管和浅淋巴管穿过而呈筛状，故又称**筛状筋膜**。

3. 四壁 有前、后壁和内、外侧壁。后壁上有**三边孔**和**四边孔**。三边孔和四边孔有共同的上界和下界，上界为**小圆肌和肩胛下肌**，下界为大圆肌和背阔肌。三边孔内有**旋肩胛血管**通过，四边孔内有**腋神经**和**旋肱后血管**通过。

前壁	胸大肌、胸小肌、锁骨下肌和锁胸筋膜
后壁	背阔肌、大圆肌、肩胛下肌和肩胛骨
内侧壁	前锯肌、上位 4 条肋骨及肋间肌
外侧壁	喙肱肌，肱二头肌长、短头和肱骨结节间沟

（二）腋窝的内容

主要有臂丛锁骨下部及其分支、腋动脉及其分支、腋静脉及其属支、腋淋巴结和疏松结缔组织等。

1. 腋动脉 以胸小肌为标志分为三段。

第 1 段	位于第 1 肋外缘与胸小肌上缘之间，**胸上动脉**分布于第 1、2 肋间隙前部
第 2 段	位于胸小肌后方，**胸外侧动脉**发出后于腋中线前方，沿前锯肌表面下行，分布于前锯肌，胸大、小肌和女性乳房
第 3 段	位于胸小肌下缘和大圆肌下缘之间。主要分支有**肩胛下动脉和旋肱前、后动脉**

2. 腋静脉 位于腋动脉的内侧，两者之间有臂丛**内侧束**、胸内侧神经、尺神经和前臂内侧皮神经；内侧有臂内侧皮神经。

3. 臂丛 由三个束构成，内侧束、外侧束和后束。外侧束发出**胸外侧神经和肌皮神经**，内侧束发出**胸内侧神经、前臂内侧皮神经、臂内侧皮神经和尺神经**。内外侧束还分别发出**正中神经**的内、外侧根。后束的分支有**桡神经、腋神经、肩胛下神经和胸背神经**。

4. 腋淋巴结 分为 5 群。

（1）胸肌淋巴结。

（2）肩胛下淋巴结。

（3）外侧淋巴结。

（4）中央淋巴结。

（5）尖淋巴结。

5. 腋鞘 临床上做臂丛锁骨下部麻醉时，可将药液注入腋鞘内，麻醉上肢。

6. 腋窝蜂窝组织 为腋鞘周围，尤其是其内侧的疏松结缔组织，随腋鞘及血管神经可达邻近各区。

二、三角肌区及肩胛区

（一）三角肌区

三角肌区是指三角肌所在的区域。

腋神经与旋肱后血管一起穿过四边孔，在三角肌的深面分为前、后两支。肱骨外科颈骨折时，可损伤腋神经，致三角肌瘫痪，肩不能外展，可出现"方肩"。

（二）肩胛区

肩胛区是指肩胛骨后面的区域。

（三）肌与肌腱袖

肌包括冈上肌、冈下肌、小圆肌和大圆肌。由冈上肌、冈下肌、小圆肌和肩胛下肌的肌腱联合形成的腱膜结构，围绕肩关节的上、后和前方，并与肩关节囊愈着，对肩关节起稳定作用，称肌腱袖，又称肩袖。

名称	起点	止点	作用（肩关节活动）	神经支配
三角肌	锁骨外 1/3、肩峰、肩胛冈	三角肌粗隆	外展、前屈、后伸	腋神经
冈上肌	冈上窝	大结节上部	外展	肩胛上神经
冈下肌	冈下窝	大结节中部	内收、外旋	肩胛上神经
小圆肌	冈下窝下部	大结节下部	内收、外旋	腋神经
大圆肌	肩胛骨下角背面	肱骨小结节嵴	内收、内旋、后伸	肩胛下神经
肩胛下肌	肩胛骨前面	肱骨小结节	内收、内旋、后伸	肩胛下神经

（四）肩关节

肩关节由肱骨头和肩胛骨的关节盂组成。

三、肩胛动脉网

肩胛动脉网是由**肩胛上动脉**、**旋肩胛动脉**和**肩胛背动脉**三条动脉的分支相互吻合形成的动脉网。

第三节　臂部

上续肩部，下连肘部，被臂内、外侧肌间隔分为臂前区和臂后区，肱骨居两区之间。

一、臂前区

（一）浅层结构

1. 皮肤与浅筋膜。

2. 浅静脉　包括头静脉和贵要静脉。

3. 皮神经　臂外侧上皮神经和臂外侧下皮神经，**肋间臂神经和臂内侧皮神经，前臂内侧皮神经**。

（二）深层结构

1. **深筋膜与骨筋膜鞘**。

2. 臂肌前群有肱二头肌、喙肱肌和肱肌。

名称	起点	止点	作用	神经支配
肱二头肌	肩胛骨盂上粗隆、喙突	桡骨粗隆	屈肘、前臂旋后	肌皮神经
喙肱肌	肩胛骨喙突	肱骨中份	肩关节内收、前屈	肌皮神经
肱肌	肱骨前面下半	尺骨粗隆	屈肘	肌皮神经
肱三头肌	肩胛骨盂下粗隆、肱骨后面	尺骨鹰嘴	伸肘	桡神经
肘肌	肱骨外上髁	鹰嘴、尺骨后面	伸肘	桡神经

3. 血管

（1）肱动脉：包括**肱深动脉、尺侧上副动脉及尺侧上副动脉**等。

（2）肱静脉。

4. 神经 包括正中神经、尺神经、桡神经和肌皮神经。

二、臂后区

（一）浅层结构

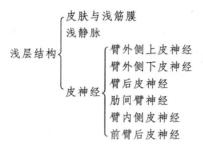

浅层结构 ⎰ 皮肤与浅筋膜
　　　　 ⎱ 浅静脉
　　　　 　皮神经 ⎰ 臂外侧上皮神经
　　　　 　　　　　 臂外侧下皮神经
　　　　 　　　　　 臂后皮神经
　　　　 　　　　　 肋间臂神经
　　　　 　　　　　 臂内侧皮神经
　　　　 　　　　　 前臂后皮神经

（二）深层结构

1. 深筋膜与臂后骨筋膜鞘。

2. 臂肌后群 只有 1 块肱三头肌。

3. 肱骨肌管 又称桡神经管，由肱三头肌与肱骨桡神经沟围成，管内有桡神经和肱深血管通过。

4. 桡神经血管束

（1）桡神经。

（2）肱深动脉在肱骨肌管内分为**桡侧副动脉**和**中副动脉**。

（3）肱深静脉。

5. 尺神经与尺侧上副动脉伴行，在臂中分以下沿臂内侧肌间隔后方、肱三头肌内侧头前面下行至尺神经沟。

第四节　肘部

肘部介于臂和前臂之间，通过肱骨内、外上髁的虚拟冠状面将该部分分为肘前区和肘后区。

一、肘前区

（一）浅层结构

1. 皮肤与浅筋膜 肘前区皮肤薄而柔软，浅筋膜疏松。

2. 浅静脉 **头静脉**和**贵要静脉**分别行于肱二头肌腱的外侧和内侧。**肘正中静脉**自头静脉分出，斜向上方注入贵要静脉。

3. 皮神经 **前臂内侧皮神经**与贵要静脉伴行，**前臂外侧皮神经**行于头静脉的后方，在肱二头肌腱的外侧传出深筋膜。

4. 肘浅淋巴结 位于肱骨内上髁上方，贵要静脉附近，又称滑车上淋巴结，收纳手和前臂尺侧半的浅淋巴管，其输出管伴肱静脉，注入腋淋巴结。

（二）深层结构

1. 深筋膜 **肱二头肌腱膜**是前臂筋膜在肘窝内向外上止于肱二头肌腱内侧的肘部深筋膜。该腱膜与肱二头肌腱交界处的上缘，是触摸肱动脉搏动和测量血压的听诊部位。

2. 肘窝 为肘前区三角形的凹陷，尖端指向远侧，底位于近侧。

（1）境界：上界为肱骨内、外上髁的连线，下外侧界为肱桡肌，下内侧界为旋前圆肌，顶由浅入深依次为皮肤、浅筋膜、深筋膜和肱二头肌腱膜，底是肱肌、旋后肌和肘关节囊。

（2）内容：由内向外，依次为正中神经、肱动脉及其两条伴行静脉、肱二头肌腱和桡神经及其分支。**肘深淋巴结**位于肱动脉末端附近。

肱动脉在平桡骨颈平面分为桡、尺动脉。桡动脉越过肱二头肌腱表面斜向外下，沿肱桡肌内侧下行；尺动脉经旋前圆肌尺头深面，进入尺侧腕屈肌深方下行。**正中神经**越过尺血管前方，穿旋前圆肌两头之间，进入指浅屈肌深面。

桡神经位于肘窝外侧的肱肌和肱桡肌深面，在肱骨外上髁前方或稍下方，分浅、深两支，浅支经肱桡肌深面，至前臂桡动脉的外侧下行；深支穿旋后肌至前臂后区，改称为**骨间后神经**。

肌皮神经于肱二头肌腱外侧穿出深筋膜，经肘窝外侧部改称**前臂外侧皮神经**。

二、肘后区

肘后区主要包括肱三头肌腱、血管和神经等结构。

（一）浅层结构

皮肤厚而松弛，浅筋膜不甚发达。在皮肤和鹰嘴之间有黏液囊，称鹰嘴皮下囊，与关节腔不通。当有炎症或出血时滑液囊可肿大。

（二）深层结构

1. 深筋膜 肘后区的深筋膜与肱骨下端和尺骨上端的骨膜紧密结合。

2. 肱三头肌腱 附着于尺骨鹰嘴。肌腱的外侧有起于外上髁的前臂伸肌群。

3. 肘肌 位于肘关节后面外侧皮下的三角形小肌，起自肱骨外上髁和桡侧副韧带，止于尺骨上端背面和肘关节囊。肘肌收缩时可协助伸肘。

4. 尺神经 位于肱骨内上髁后下方的尺神经沟内，外侧紧邻鹰嘴。尺神经与皮肤之间仅隔以薄层结缔组织，故尺神经在此处极易受损。

（1）肘后三角：为屈肘呈直角时，肱骨内、外上髁和尺骨鹰嘴三点构成等腰三角形，称肘后三角。肘关节伸直时上述 3

点呈一直线。肘关节脱位或肱骨内、外上髁骨折时，三者的等腰三角形关系发生了改变。单纯肱骨以上的骨折，不会影响三角形和直线关系。

（2）肘外侧三角：为屈肘90°时，从桡侧观察肱骨外上髁、桡骨头与尺骨鹰嘴尖端构成的一等腰三角形。三角中心点可作为肘关节穿刺的进针点。

（3）肘后窝：肘关节伸直时，在尺骨鹰嘴，桡骨头和肱骨小头之间形成一个小的凹陷。窝的深方恰对肱桡关节，并可触及桡骨头。可经此做肘关节穿刺。肘关节积液时，此窝可因肿胀而消失。

三、肘关节动脉网

肘关节动脉网由肱动脉、桡动脉和尺动脉的数条分支吻合而成。

（1）桡侧副动脉与桡侧返动脉吻合。

（2）中副动脉与骨间返动脉吻合。

（3）尺侧上副动脉、尺侧下副动脉后支与尺侧返动脉后支吻合。

（4）尺侧下副动脉前支与尺侧返动脉前支吻合。在肱深动脉发出点以下结扎肱动脉时，肘关节动脉网可起到侧支循环的作用。

第五节　前臂部

前臂部介于肘部和手部之间，分为前臂前区和前臂后区。

一、前臂前区

前臂前区指位于尺、桡骨和前臂骨间膜以前的部分，主要包括前臂肌前群和血管、神经等结构。

（一）浅层结构

前臂前区皮肤较薄，移动度较大。浅筋膜中有较多的浅静脉和皮神经。

1. 头静脉 位于前臂桡侧，在前臂上半部转至前面。常有副头静脉由前臂背面转至前面注入头静脉。

2. 贵要静脉 位于前臂尺侧，在肘窝下方由背面转至前面。有时在贵要静脉的内侧出现副贵要静脉向上行注入贵要静脉。

3. 前臂正中静脉 行于前臂前面的正中，其管径和支数都不甚恒定，注入肘正中静脉或贵要静脉。

4. 前臂外侧皮神经 沿前臂外侧下行，并分布于前臂外侧皮肤。

5. 前臂内侧皮神经 在前臂分成前、后两支。前支分布于前臂内侧皮肤，后支分布于前臂后内侧皮肤。

（二）深层结构

1. 深筋膜和前臂前骨筋膜鞘 前臂前区的深筋膜薄而韧，近肘部有肱二头肌腱膜加强，远侧在腕前部增厚，形成厚而坚韧的扁带，即腕掌侧韧带及其远侧深面的屈肌支持带。前臂前区的深筋膜向深部伸入前、后肌群之间，形成肌间隔。

前臂内侧肌间隔	前臂筋膜在前臂内侧缘向前臂肌前后群之间伸入，附着于尺骨鹰嘴和尺骨后缘
前臂外侧间间隔	深筋膜从前臂外侧缘伸入前、后肌群之间而形成，附着于桡骨外侧
前臂前骨筋膜鞘	由前臂前区的深筋膜，内、外侧肌间隔，尺、桡骨及前臂骨间膜共同围成。鞘内有前臂肌前群，桡、尺侧血管神经束，骨间前血管神经束和正中神经束

2. 前臂肌 共9块，分4层。第一层有5块，从桡侧向尺侧，依次为肱桡肌、旋前圆肌、桡侧腕屈肌、掌长肌和尺侧腕屈肌；第二层只有1块指浅屈肌；第三层有2块，桡侧有拇长屈肌，尺侧有指深屈肌；第四层为旋前方肌。

旋前圆肌有两个头，浅头为肱头，起自肱骨内上髁；深头为尺头，起自尺骨冠突。两头之间有正中神经穿过。尺头深面有尺动脉通过。其肌纤维止于桡骨中段外侧。桡骨骨折时，骨折线在此肌止点上方或下方，骨折端移位不同。

掌长肌腹短小，肌腱细长，对屈腕的功能仅起辅助功能。临床可取其腱做移植。

3. 血管神经束 前臂前区有4个血管神经束。

（1）桡血管神经束：由桡动、静脉和桡神经浅支组成。走行于肱桡肌内侧或深面。

①桡动脉：两侧有桡静脉伴行，行经肱桡肌内侧。

②桡静脉：有2条，始终与桡动脉伴行。

③桡神经浅支：为桡神经的皮支，在肱桡肌的深面沿桡动脉的外侧下行。

（2）尺血管神经束：由尺动、静脉及尺神经组成。

①尺动脉：经旋前圆肌深面，进入前臂前区。行程中伴随尺静脉。

②尺神经：从尺神经沟向下穿尺侧腕屈肌两头之间进入前臂前区，在前臂上半部位于指深屈肌表面，被尺侧腕屈肌遮盖，与尺动、静脉相距较远。

（3）正中血管神经束：由正中神经及其伴行血管正中动静脉组成。

①正中神经：从旋前圆肌的两头之间穿出，进入指浅屈肌深面。在前臂中1/3段，正中神经位于指浅、深屈肌之间；至前臂下1/3段，位置表浅，表面仅覆盖皮肤和浅、深筋膜。此

部正中神经的外侧有桡侧腕屈肌腱，内侧有掌长肌腱。

②**正中动脉**：细小常缺如，发自骨间前动脉与同名静脉伴行，随正中神经下降。

（4）**骨间前血管神经束**：由骨间前血管和神经组成。

①**骨间前神经**：在正中神经穿旋前圆肌两头之间处，从神经干的背侧发出，沿前臂骨间膜的前方、拇长屈肌和指深屈肌之间下行，至旋前方肌深面进入并支配该肌，还发出分支支配拇长屈肌和指深屈肌桡侧半。

②**骨间前动脉**：自骨间总动脉分出后，在拇长屈肌和指深屈肌之间，沿骨间膜前面下行，行程中伴随同名静脉。

4. 前臂屈肌后间隙　是位于前臂远侧 1/4 段的潜在性间隙，在指深屈肌和拇长屈肌腱的深面，旋前方肌的浅面，内侧界为尺侧腕屈肌和前臂筋膜，外侧界为桡侧腕屈肌和前臂筋膜。向远侧经腕管与掌中间隙相通。前臂远端或手掌间隙感染时，炎症可经此间隙蔓延。

二、前臂后区

（一）浅层结构

前臂后区皮肤较前区较厚，移动度小，浅动脉不发达，为头静脉和贵要静脉的远侧端及其属支。有三条皮神经：前臂后皮神经，分布于前臂后区中间部皮肤；前臂内侧皮神经；前臂外侧皮神经分布于前臂后区内、外侧面。

（二）深层结构

1. 深筋膜。

2. 前臂肌后群　分两层，每层各有 5 块。

（1）**浅层**：自桡侧向尺侧依次为**桡侧腕长伸肌、桡侧腕短伸肌、指伸肌、小指伸肌**和**尺侧腕伸肌**。

（2）深层：旋后肌位于上外侧，其余 4 肌从桡侧向尺侧为**拇长展肌、拇短伸肌、拇长伸肌**和**示指伸肌**。

名称	起点	止点	作用	神经支配
桡侧腕长伸肌	肱骨外上髁	第 2 掌骨底背面	伸、外展腕关节	桡神经
桡侧腕短伸肌	肱骨外上髁	第 3 掌骨底背面	伸腕关节	桡神经
指伸肌	肱骨外上髁	第 2～5 指中节和远节指骨底	伸指、伸腕	桡神经
小指伸肌	肱骨外上髁	小指指背腱膜	伸小指、伸腕	桡神经
尺侧腕伸肌	肱骨外上髁	第 5 掌骨底	伸、内收腕关节	桡神经
旋后肌	肱骨外上髁和尺骨	桡骨前面上1/3	前臂旋后	桡神经
拇长展肌	桡、尺骨背面	第 1 掌骨底	外展拇指及腕关节	桡神经
拇短伸肌	桡、尺骨背面	拇指近节指骨底	伸拇掌指关节	桡神经
拇长伸肌	桡、尺骨背面	拇指远节指骨底	伸拇指	桡神经
示指伸肌	桡、尺骨背面	示指中节指骨底	伸示指	桡神经

3. 骨间后血管神经束 由骨间后血管和神经组成，位于前臂肌后群浅、深层之间。

（1）桡神经深支和骨间后神经：桡神经在穿过臂外侧肌间隔后，先发肌支支配肱桡肌和桡侧腕长伸肌。随后在肘窝外侧，肱骨外上髁前方分为浅、深两支。**桡神经深支**先发肌支至桡侧腕长短伸肌和旋后肌，然后穿入旋后肌，并在桡骨头下方 5～7cm 处穿出该肌，改称为**骨间后神经**，下行于前臂肌后群其余诸肌。

（2）**骨间后动脉**：是骨间总动脉的分支，与同名静脉相伴行，穿前臂骨间膜上缘，进入前臂后区。

第六节　腕和手

腕介于前臂和手之间，上界为尺、桡骨茎突近侧 2 横指的环线，下界相当于屈肌支持带的下缘水平。手分为手掌、手背和手指三部分。

一、腕

（一）腕前区

1. 浅层结构　皮肤及浅筋膜以及前臂内、外侧皮神经，还有数量较多的浅静脉和浅淋巴结。

2. 深层结构

（1）**腕掌侧韧带**：前臂深筋膜向下延续，在腕前区增厚，形成腕侧掌韧带，对前臂屈肌腱有固定、保护的作用。

（2）**屈肌支持带**：位于腕掌侧韧带的下缘深面，又名**腕横韧带**，是厚而坚韧的结缔组织扁带，内侧端附着于豌豆骨和钩骨钩，桡侧段附着于手舟骨和大多角骨结节。

（3）**腕尺侧管**：腕掌侧韧带的远侧部分与屈肌支持带之间的间隙，内有尺神经和尺动、静脉经过。尺神经在腕管表浅，易受损伤。

（4）**腕管**：由屈肌支持带与腕骨沟共同围成。管内有指浅伸屈肌腱及屈肌总腱鞘、拇长屈肌腱及其腱鞘和正中神经通过。<u>正中神经在腕管内变扁平，紧贴屈肌支持带桡侧端的深面，腕骨骨折时可压迫正中神经，导致腕管综合征。</u>

（5）**腕桡侧管**：屈肌支持带桡侧端分两层附着于舟骨结节和大多角骨结节，其间的间隙称为桡侧腕管，内有桡侧腕屈肌腱及其腱鞘通过。

（6）桡动脉及静脉：在屈肌支持带的上面，位于肱桡肌与桡侧腕屈肌腱之间。

（7）掌长肌腱：细而表浅，在腕上部贴正中神经表面下行，至屈肌支持带上缘处，正中神经进入腕管，掌长肌腱经屈肌支持带浅面进入手掌，续为掌腱膜。

（二）腕后区

1. 浅层结构 皮肤比腕前区厚、浅筋膜薄，内有浅静脉及皮神经。

头静脉和贵要静脉分别起始于腕后区桡侧和尺侧的浅筋膜内。桡神经浅支伴头静脉，从腕背侧韧带的浅面下行，在"鼻烟窝"附近分为 4~5 支**指背神经**。**尺神经手背支**在腕关节上方由尺神经分出，经尺侧腕屈肌腱和尺骨之间转入腕后区，分支至手背皮肤，并发出数条指背神经。在腕后区正中部有前臂后皮神经的终末支分布。

2. 深层结构

（1）**伸肌支持带**：由腕背部深筋膜增厚形成，又名腕背侧韧带，其内侧附于尺骨茎突和三角骨，外侧附于远端外侧缘。伸肌支持带向深方发出 5 个纤维隔，附于尺、桡骨的背面，使之形成 6 个骨纤维性管道，9 块前臂后群肌的肌腱及腱鞘在管内通过。

（2）**腕伸肌腱及腱鞘**：从桡侧向尺侧排列，依次通过各骨纤维管的肌腱及腱鞘为：拇长展肌和拇短伸肌腱及腱鞘，桡侧腕长、短伸肌腱及腱鞘，拇长伸肌及腱鞘，指伸肌肌腱与示指伸肌肌腱及腱鞘，小指伸肌肌腱及腱鞘，尺侧腕伸肌肌腱及腱鞘。

二、手掌

手掌是腕和手指的过渡区，略成四边形。

（一）浅层结构

皮肤厚而坚韧，缺乏弹性，无毛囊、无皮脂腺，汗腺丰富。

1. 尺神经掌支 沿尺神经前方下降至手掌，穿深筋膜浅出，分布于小鱼际皮肤。

2. 正中神经掌支 在屈肌支持带上缘处自正中神经分出，经腕掌侧韧带上缘穿出深筋膜，分布于手掌中部及鱼际的皮肤。

3. 掌短肌 属于退化的皮肌，位于小鱼际近侧部的浅筋膜内，对浅筋膜有固定作用，并可保护其深面的尺神经和尺血管。

（二）深层结构

1. 深筋膜 分为浅、深两层。

（1）浅层：为覆盖于鱼际肌、小鱼际肌和指屈肌腱浅面的致密结缔组织膜。此膜又分为 3 部，分别为掌腱膜、鱼际筋膜和小鱼际筋膜。

（2）深层：手掌深筋膜的深层包括骨间掌侧筋膜和拇收肌筋膜，较浅层薄弱。

①骨间掌侧筋膜：覆盖于骨间掌侧肌和掌骨的表面，位于指深屈肌肌腱的深方。

②拇收肌筋膜：骨间掌侧筋膜在第 3 掌骨前面向桡侧分出一部分，覆盖在拇收肌表面，称拇收肌筋膜。

2. 骨筋膜鞘 在手掌形成 3 个骨筋膜鞘。

	又称	构成	内含结构
外侧骨筋膜鞘	鱼际鞘	鱼际筋膜、掌外侧肌间隔和第1掌骨	拇短展肌、拇短屈肌、拇对掌肌、拇长屈肌见及其腱鞘，以及至拇指的血管、神经等
中间骨筋膜鞘	掌中间鞘	掌腱膜，掌内、外侧肌间隔，骨间掌侧筋膜及拇收肌筋膜	指浅、深屈肌腱及其屈肌总腱鞘、蚓状肌、掌浅弓、指血管和神经等
内侧骨筋膜鞘	小鱼际筋膜	小鱼际筋膜、掌内侧肌间隔和第5掌骨	小指展肌、小指短屈肌、小指对掌肌和至小指的血管、神经等

此外，在掌中间鞘的后方外侧半还有**拇收肌鞘**，由拇收肌筋膜、骨间掌侧筋膜、第1掌骨和第3掌骨共同围成，该鞘包绕拇收肌。拇收肌与骨间掌侧筋膜之间的腔隙，**称拇收肌后隙**。

3. 筋膜间隙　位于掌中间鞘深部，内有疏松结缔组织，包括外侧的鱼际间隙和内侧的掌中间隙。

（1）**掌中间隙**：掌中间隙向远侧沿第2~4蚓状肌管与2~4指蹼间隙相通，进而可通向手背。掌中间隙的近侧达屈肌总腱鞘的深面，可经腕管与前臂屈肌后间隙相交通。此间隙感染时，可经上述渠道蔓延。

（2）**鱼际间隙**：位于掌中间鞘桡侧半深方。前界为掌中隔前部、示指屈肌腱、第1蚓状肌；后界为拇收肌筋膜；外侧界为外侧肌间隔；内侧界为掌中隔后部。鱼际间隙向远端经第一蚓状肌管通向示指背侧，其近端为盲端。

4. 手肌　有3群，外侧群包括拇短展肌、拇短屈肌、拇对掌肌和拇收肌。中间群包括蚓状肌、骨间掌侧肌和骨间背侧肌。内侧群包括小指展肌、小指短屈肌和小指对掌肌。

5. 血管　手的血液供应来自桡、尺动脉的分支，彼此吻合成掌浅弓和掌深弓。

（1）掌浅弓：由尺动脉终支和桡动脉的掌浅支吻合而成。该弓紧贴掌腱膜深方，居指屈肌腱及屈肌总腱鞘、蚓状肌的浅面。掌浅弓凸向远端，并发出数条分支至手指。

①**指掌侧总动脉**：共有 3 条，由掌浅弓凸侧缘发出，分别沿第 2～4 蚓状肌浅面行向指蹼间隙，并在此分为 2 支**指掌侧固有动脉**，分布于相邻两指的相对缘。指掌侧总动脉在掌指关节附近还接受来自掌深弓的掌心动脉和来自掌背动脉的穿支。

②**小指尺掌侧动脉**：发自掌浅弓凸侧的尺侧缘，沿小鱼际肌表面下降，分布于小指尺侧缘。

（2）掌深弓：由桡动脉终支和尺动脉的掌深支吻合而成。该弓位于骨间掌侧肌与骨间掌侧筋膜之间。居掌浅弓平面以上 1～2cm，由弓的凸侧发出**掌心动脉**，沿骨间掌侧肌下行，至掌指关节处分别与相应的指掌侧总动脉吻合。掌深弓及其分支有同名静脉伴行，桡动脉从手背间隙穿第一掌骨间隙先发出拇主要动脉，拇主要动脉分 3 支，分布于拇指两侧缘和示指桡侧缘。

6. 神经　手掌面有**尺神经**、正中神经及其分支分布。

（1）尺神经：经屈肌支持带的浅面，尺动脉的尺侧下行进入手掌，至豌豆骨的外下方分为浅、深支。

①**尺神经浅支**：行于尺动脉内侧，发出小分支支配掌短肌，分为**指掌侧固有神经**和**指掌侧总神经**。指掌侧固有神经分布于小指掌面尺侧缘；指掌侧总神经至指蹼间隙处，又分为两条指掌侧固有神经，分布于小指、环指相对缘的皮肤。

②**尺神经深支**：与尺动脉掌深支伴行，穿经小鱼际肌起始处后，伴行于掌深弓，发出分支至小鱼际诸肌、7 块骨间肌，以及第 3、4 蚓状肌和拇收肌。深支经豌豆骨与钩骨间的一段位置表浅，易受损伤。损伤后，因拇收肌、骨间肌和小指展肌瘫痪，使各手指不能内收和外展，表现为"爪形手"。

（2）**正中神经**：经腕管进入手掌分为 2 支，与掌浅弓同位于掌腱膜的深面、屈肌腱浅面。

①外侧支：较小，此支先发一正中神经返支，再分成 3 支**指掌侧固有神经**分别分布于拇指两侧、示指桡侧掌面皮肤。正中神经返支约在屈肌支持带下缘处发出，勾绕拇短屈肌内侧缘向近侧走行，分支支配拇短屈肌、拇短展肌和拇对掌肌。正中神经返支位置表浅，易受损伤而导致拇指功能部分丧失。

②内侧支：较大，立即分为 2 条指掌侧总神经。指掌侧总神经与同名血管伴行，至指蹼间隙处，在同名动脉分支的近侧分为两支指掌侧固有神经，分布于第 2～4 指相对缘皮肤。正中神经还发出肌支配第 1、2 蚓状肌。

三、手背

（一）浅层结构

皮肤薄而柔软，富有弹性，有毛发和皮脂腺。

1. 手背静脉网　由浅静脉互相吻合形成。静脉网桡侧半与拇指的静脉汇集形成头静脉，尺侧半与小指的静脉会合形成贵要静脉。手的静脉回流一般由掌侧流向背侧，从深层流向浅层。

2. 浅淋巴管　手背的淋巴回流与静脉相似，也参与形成丰富的淋巴管网。手掌远端的浅淋巴管网在指蹼间隙处流向手背淋巴管网，因此，当手部有感染时，手背较手掌肿胀明显。

3. 桡神经浅支　分布于手背桡侧半皮肤，并发出 5 条**指背神经**分布于拇指、示指和中指近节相对缘的皮肤。

4. 尺神经手背支　在手背发出，分布于手背尺侧半皮肤，再分出 5 条指背神经分布于小指、环指和中指尺侧缘的皮肤。

（二）深层结构

1. 手背腱膜　指伸肌腱与手背筋膜的浅层结合而成。腱膜的两侧分别附于第 2、5 掌骨。

2. 骨间背侧筋膜 覆盖在第 2~5 掌骨和第 2~4 骨间背侧肌表面的手背筋膜深层。在各掌骨近端，骨间背侧筋膜以纤维隔与手背腱膜相连结，远端在指蹼处手背筋膜的两层相结合。

3. 筋膜间隙 由于手背的筋膜在掌骨的近、远端彼此结合，因此在浅筋膜、手背腱膜和骨间背侧筋膜之间形成了手背皮下间隙和腱膜下间隙。

两个间隙相互交通，当手背感染时，整个手背肿胀明显。

4. 指伸肌腱 在手背有 4 条，分别走向第 2~5 指，在近节指骨底移行为指背腱膜。指伸肌腱扁而薄，在接近掌骨头处，各腱之间由斜行的腱纤维束连结，称为**腱间联合**。

四、手指

拇指腕掌关节为鞍状关节，能完成拇指的对掌运动，运动范围最大，是实现手的握、持、捏、拿功能的重要部分。

（一）浅层结构

1. 皮肤 掌侧的皮肤厚于背侧，富有汗腺。

2. 浅筋膜 感染时，常导致腱鞘炎。

3. 指髓间隙 又称**指髓**，位于各指远节指骨远侧 4/5 段掌侧的骨膜与皮肤之间。当指端感染、肿胀时，局部压力升高，压迫神经末梢和血管，引起剧烈疼痛；也可使远节指骨远侧部坏死。此时，应及时行指端侧方切开引流术，只有切断纤维隔，才能引流通畅。

4. 手指的血管和神经 各手指均有 2 条**掌侧固有动脉**和 2 条**指背动脉**，并分别与同名神经伴行于指掌侧面与背侧面交界线上的前后方。手指的浅静脉主要位于指背。浅淋巴管与指腱鞘、指骨骨膜的淋巴管交通，有感染可相互蔓延。

（二）深层结构

1. 指浅深屈肌腱　指浅屈肌主要屈近侧指间关节，而指深屈肌主要屈远、近侧指间关节。两腱各有独立的活动，又互相协同增强肌力。

2. 指腱鞘　包绕指浅、深屈肌的鞘管，由以下两部分组成。

（1）腱纤维鞘：手指深筋膜增厚，附着于指骨及其关节囊的两侧，形成一骨纤维性管道，对肌腱起约束、支持和滑车的作用。

（2）腱滑膜鞘：为包绕各指屈肌腱的双层滑膜所形成的囊管状结构，位于腱纤维鞘内。此鞘由滑膜构成，分脏、壁两层。脏层包绕肌腱表面，壁层贴附于腱纤维鞘的内面和骨面。由于肌腱经常活动，腱系膜大部分消失，仅在血管出入处保留下来，称为**腱纽**。

3. 指伸肌腱　断裂后各关节呈屈曲状态，中间束断裂近侧指关节不能伸直。

第七节　上肢解剖操作

一、解剖胸前区与腋窝

（一）切口

1. 胸前正中切口。

2. 胸上界切口。

3. 胸下界切口。

4. 胸部斜切口。

（二）层次解剖

1. 解剖浅层结构。

2. 解剖深层结构。

二、解剖臂前区、肘前区及前臂前区

（一）切口。

1. 纵切口。

2. 横切口Ⅰ。

3. 横切口Ⅱ。

（二）层次解剖

1. 解剖浅层结构。

2. 解剖臂部深筋膜。

3. 解剖肱二头肌内、外侧沟。

4. 解剖前臂深筋膜、肱二头肌腱膜及腕掌侧韧带。

5. 解剖肘前区——肘窝。

6. 解剖前臂前面。

7. 解剖骨间总动脉和骨间前神经血管束。

8. 解剖前臂屈肌后间隙。

三、解剖腕前区与手掌面

（一）切口

1. 纵切口。

2. 斜切口。

3. 横切口。

4. 指前切口。

（二）层次解剖

1. 解剖浅筋膜。

2. 解剖掌腱膜和骨筋膜鞘。

3. 解剖尺神经、尺动脉及其分支。

4. 解剖正中神经及其分支。

5. 观察屈肌腱鞘。

6. 解剖掌深层结构。

7. 解剖手指掌侧。

四、解剖三角肌区、肩胛区、臂后区、肘后区及前臂后区

（一）切口

1. 背正中切口。

2. 肩部横切口。

3. 肩胛下角横切口。

4. 上肢纵切口。

5. 肘后横切口。

6. 腕部横切口。

（二）层次解剖

1. 浅筋膜及浅层结构。

2. 解剖肩胛区与三角肌区。

3. 解剖臂后区与肘后区。

4. 解剖前臂后区。

五、解剖腕背区与手背面

（一）切口

1. 拇指背切口。

2. 掌背横切口。

3. 掌背纵切口。

4. 指背纵切口。

（二）层次解剖

1. 解剖浅层结构。

2. 解剖掌背筋膜间隙。

3. 解剖手指背面。

第八节　临床病例分析

病例：

男，25 岁。骑摩托车时由于车速较快，在转弯处时摔倒，左小腿严重骨折，手术放置了金属板固定骨折部位。因骨折的下肢不能承重，需使用拐杖约半年。频繁地使用拐杖 8 周后，患者感觉左三角肌区疼痛、感觉异常，左上肢外展乏力。医生检查后告诉患者，上述症状的出现是由于长期使用拐杖不当所致。

问题：

（1）压迫什么神经可导致患者左三角肌区的感觉及运动障碍？

（2）医生认为患者的症状是因长期用拐杖不当所致的原因是什么？怎样消除神经的压迫？如果不消除神经压迫的因素，病情将如何进展？

解答：

（1）根据症状可判断患者左侧腋神经在腋窝中受压而损伤，导致左三角肌区疼痛且感觉异常，左上肢外展乏力。

（2）腋神经位于肩关节的下方，长期错误地使用腋型拐杖导致腋窝承受大多数重量，而不是手。将腋神经挤压至肩关节，使腋神经出腋窝处受到间歇性的压迫。医生应指导患者正确使用腋型拐杖：让双手承受重量而不是腋窝。出现上述症状后，应建议患者换用长肘型拐杖。

如果不及时消除腋神经压迫，将造成拐杖性瘫痪，进一步发展还可能出现：①肩部及臂上外部皮肤感觉障碍；②肩关节不能外展；③三角肌萎缩，肩部圆隆的外形消失，形成"方肩"畸形。

小结速览

- 上肢
  - 概述
    - 腕横纹：有三条
    - 腱隆起：三条纵行隆起
    - 解剖学"鼻烟窝"
  - 肩部
    - 腋区
      - 构成：顶、底、四壁
      - 腋淋巴结
        - 外侧淋巴结
        - 胸肌淋巴结
        - 肩胛下淋巴结
        - 中央淋巴结
        - 尖淋巴结
      - 三角肌区："方肩"
    - 臂部
      - 臂前区深层结构
      - 臂后区深层结构
    - 肘部
      - 肘窝：肘前区三角形的凹陷
      - 肘后三角：等腰三角形
      - 肘外侧三角：等腰三角形
      - 肘后窝：肘关节伸直时，在尺骨鹰嘴、桡骨头和肱骨小头之间形成一个小的凹陷
  - 前臂部
    - 前臂前区深层结构
      - 深筋膜和前臂前骨筋膜鞘
      - 前臂肌：共9块，分4层
      - 血管神经束：桡血管、尺血管、正中血管、骨间前血管
      - 前臂屈肌后间隙
    - 前臂后区：浅、深层
  - 腕和手
    - 腕管综合征：压迫正中神经
    - 手掌深层结构
      - 深筋膜：浅、深层
      - 骨筋膜鞘：外、中、内骨筋膜鞘
      - 筋膜间隙：掌中间隙、鱼际间隙
      - 手肌：有3群
      - 血管及神经
    - 手指：握、持、捏、拿功能的重要部分

第八章　下肢

> ● **重点**　大隐静脉的伴行结构；股三角、收肌管的位置、组成及内容物。
> ○ **难点**　股鞘、股管的组成及内容物。
> ★ **考点**　大隐静脉的起止；股环。

第一节　概述

一、境界与分区

下肢分为臀、股、膝、小腿、踝和足部。

二、表面解剖

1. Nelaton 线　侧卧，髋关节屈 90°～120°，自坐骨结节至髂前上棘的连线称 Nelaton 线。正常时该线恰通过股骨大转子尖。当髋关节脱位或股骨颈骨折时，大转子尖可移位于此线上方。

2. 颈干角　股骨颈与股骨体长轴之间向内的夹角。正常成人 125°～130°。大于此角为髋外翻，小于此角为髋内翻。

3. 股骨体长轴轴线与胫骨长轴在膝关节处相交成向外的夹角，正常时约 170°，其补角称**膝外翻角**，男性者略小于女性。若外侧夹角 < 170° 为膝外翻（"X"形腿），> 170° 为膝内翻，呈"O"形腿或"弓形腿"。

第二节　臀部

上为髂嵴，下为臀沟，内侧为骶、尾骨外侧缘，外侧为髂前上棘至大转子间的连线。

1. 梨状肌部分位于盆腔后壁，起自第 2 ~ 4 骶前孔的外侧，向外穿过**坐骨大孔**出盆腔，与坐骨大孔的上、下缘之间各有一间隙，分别称为梨状肌上孔和梨状肌下孔。

2. 坐骨神经和梨状肌的关系。坐骨神经出盆腔时与梨状肌的位置关系常有变异。常见类型有：以一总干出梨状肌下孔者约占 66.3%；其变异以坐骨神经在盆内分为两支，胫神经出梨状肌下孔；腓总神经穿梨状肌肌腹者，约占 27.3%；其他变异型约占 6.4%。当梨状肌损伤、痉挛或出血肿胀时，易压迫坐骨神经引起腰腿痛，称之为梨状肌损伤综合征。

第三节　股部

股部前上方以腹股沟与腹部分界，后方以臀沟与臀部分界，上端内侧邻会阴部，下端以髌骨上方二横指处的水平线与膝分界。经股骨内、外侧髁的垂线，可将腹部分为股前内侧区和股后区。

1. 大隐静脉　全长约76cm。起于足背静脉弓内侧端，经内踝前方，沿小腿内侧缘伴隐神经上行，经股骨内侧髁后方约2cm 处，进入大腿内侧部，与股内侧皮神经伴行，逐渐向前上，在耻骨结节外下方穿隐静脉裂孔，汇入股静脉。汇入股静脉前，大隐静脉收纳了五条属支，即：**旋髂浅静脉、腹壁浅静脉、阴部外静脉、股内侧浅静脉和股外侧浅静脉**。

2. 股三角　位于股前内侧区上 1/3 部，呈一底向上、尖向下的倒三角形凹陷，向下与收肌管相续。

（1）境界：上界为腹股沟韧带，外下界为缝匠肌内侧缘，内下界为长收肌内侧缘，前壁为阔筋膜，后壁凹陷，自外侧向内侧分别为髂腰肌、耻骨肌和长收肌及其筋膜。

（2）内容：股三角内的结构由外侧向内侧依次为：<u>股神经、股鞘及其包含的股动、静脉，股管及股深淋巴结和脂肪等。</u>股动脉居中，于腹股沟韧带中点深面，由髂外动脉延续而成。外侧为股神经，内侧为股静脉。<u>此种关系便于股动脉压迫止血、股动、静脉穿刺及股神经麻醉时的定位。</u>

①股鞘。

②股管：为股鞘内侧份漏斗状的筋膜间隙，平均长约 1.3cm。

前壁	由上向下依次为：腹股沟韧带、隐静脉裂孔镰状缘的上端和筛筋膜
后壁	依次为髂腰筋膜耻骨梳韧带、耻骨肌及其筋膜
内侧壁	腔隙韧带及股鞘内侧壁
外侧壁	股静脉内侧的纤维隔

股管下端为盲端，称**股管下角**；上口称**股环**，卵圆形，其内侧界为腔隙韧带，后界为耻骨梳韧带，前界为腹股沟韧带，外侧界为股静脉内侧的纤维隔。

股环是股管上通腹腔的通道，被薄层疏松结缔组织覆盖，称**股环隔**，上面衬有腹膜。<u>腹压增高时，腹腔脏器（主要为肠管）可被推入股管，最后由隐静脉裂孔处突出，形成股疝。股环上方常有腹壁下动脉的闭孔支或变异的闭孔动脉经过陷窝韧带附近。故行股疝修补术时，应特别注意避免损伤此动脉。因股环前、后和内侧三面均为韧带结构，不易延伸，所以股疝易发生绞窄。</u>

③股动脉、股静脉、腹股沟深淋巴结、股神经。

3. 收肌管　又称 Hunter 管，位于股中 1/3 段前内侧，缝匠肌的深面，大收肌和股内侧肌之间，是一断面呈三角形、长 15～17cm 的管状间隙。

上口	与股三角尖相通
下口	为**收肌腱裂孔**，通腘窝上角，所以收肌管又称股腘管。股三角或腘窝的炎症，可借此互相蔓延
管内结构	前为股神经的股内侧肌支和隐神经；中间为股动脉；后为股静脉以及淋巴管和疏松结缔组织。股动脉在管下段发出**膝降动脉**（又称**膝最上动脉**）

4. 坐骨神经　是全身最粗大的神经，起于骶丛，多以单干形式出梨状肌下孔。在臀大肌深面，坐骨结节与大转子之间，进入股后区，行于大收肌和股二头肌长头之间，下降至腘窝上角，分为胫神经和腓总神经两终末支。

第四节　膝部

膝部是从髌骨上缘上方两横指到胫骨粗隆高度的范围，分为膝前区和膝后区。

（1）膝前区：髌韧带两侧隆起的深面，填以**髌下脂垫**。屈膝时，该处呈浅凹，是关节腔穿刺的常用部位。

（2）膝后区：主要为**腘窝**。腘窝内含有重要的血管和神经，由浅至深依次为胫神经、腘静脉和腘动脉。其外上界还有腓总神经，血管周围还有腘深淋巴结。

第五节　小腿部

小腿上界为平胫骨粗隆的环形线，下界为内、外踝基部的

环形连线。经内、外踝的垂线，可将小腿分为小腿前外侧区和
小腿后区。

第六节　踝与足部

踝部上界平内、外踝基底的环线，下界为过内、外踝尖的
环线，其远侧为足部。踝部以内、外踝，分为踝前区和踝后区。
足部又可分为足背和足底。

足背动脉于伸肌上支持带下缘续于胫前动脉。在踝关节前方
行于拇长伸肌腱和趾长伸肌腱之间，位置表浅，其搏动易于触摸。

第七节　下肢解剖操作

一、解剖股前内侧区

（一）切口

1. 上切口。

2. 下切口。

（二）层次解剖

1. 解剖浅筋膜内结构

（1）解剖大隐动脉及属支和伴行的浅动脉。

（2）观察腹股沟浅淋巴结。

（3）解剖皮神经。

2. 解剖深筋膜。

3. 解剖股前群肌。

4. 解剖股三角及其内容

（1）观察股三角的位置、边界及股鞘的结构特点。

（2）解剖股动脉及主要分支。

（3）解剖股静脉、观察腹股沟深淋巴结。

（4）探查股管。

（5）解剖股神经。

5. 解剖收肌管及其内容。

6. 解剖股内侧肌群及闭孔神经。

二、解剖小腿前外侧区与足背

（一）切口

为了一起解剖小腿前外侧区和足背，同时做四条切口。

1. 在内、外踝水平做一过踝关节前方的横切口。

2. 沿足趾根部、趾蹼背侧做一横切口达足背内、外侧缘。

3. 延长大腿前面的纵切口直达内、外踝水平的横切口处。

4. 循上述第1、2条切口的中点，纵切足背皮肤，直达第3趾尖。

将皮肤翻向两侧。注意膝部、踝部、足背部的皮肤切口要浅，皮肤剥离时勿损伤浅筋膜内的浅静脉和皮神经。

（二）层次解剖

1. 解剖浅筋膜

（1）小腿前外侧区浅筋膜内的结构

1）解剖大隐静脉和隐神经。

2）解剖腓浅神经。

（2）解剖足背浅筋膜内的结构

2. 解剖深筋膜。

3. 解剖小腿前外侧区深层结构

（1）解剖小腿前群肌、外侧群肌。

（2）解剖胫前动脉和伴行静脉。

（3）解剖腓浅神经、腓深神经。

4. 解剖足背的深层结构。

三、解剖臀区及股后区

（一）切口

1. 上切口。

2. 正中切口。

3. 下切口。

4. 膝下切口。

5. 股后纵切口。

（二）层次解剖

1. 解剖浅筋膜内结构。

2. 观察深筋膜。

3. 解剖深层结构

（1）解剖臀大肌及股后皮神经。

（2）解剖出入梨状肌上孔的血管和神经及臀部肌。

（3）解剖出入梨状肌下孔的血管和神经。

（4）观察坐骨神经的行径及其深面的肌。

（5）观察股后区的肌及神经和血管。

四、解剖腘窝及小腿后区

（一）切口

做如下切口。

1. 在腘窝下缘已有一横切口。

2. 于内、外踝水平过踝关节后方做一横切口。

3. 沿小腿后区正中做一纵切口，与切口 1、2 相连。将小腿皮肤翻向两侧。

4. 由切口 2 中点做一垂直切口，直达足跟，把皮肤尽量向两侧翻开。

注意踝部的横切口不宜过深。

（二）层次解剖

1. 解剖浅筋膜内的结构。

2. 解剖深筋膜。

3. 解剖深层结构

（1）观察腘窝境界。

（2）解剖腘窝中的血管和神经。

（3）解剖小腿后区的肌及血管和神经。

（4）解剖踝管及其内容。

五、足底

（一）切口

1. 从足跟沿足底正中线纵切至中趾的趾端。

2. 沿趾根从足底外侧横切至足底内侧。

剥离足底皮肤，可见皮肤及浅筋膜很厚，以足跟、趾根及足底外侧更明显。

（二）层次解剖

1. 解剖足底浅、深筋膜。

2. 解剖足底浅层肌及血管和神经。

3. 解剖足底中层肌及血管和神经。

4. 解剖足底深层肌及血管和神经。

第八节　临床病例分析

病例：

女，36 岁。主诉站立或行走过久时，左内踝后部疼痛不适，休息后即可缓解。最近 5 天病情加重，上述症状反复出现，发作时间延长，左足跟内侧与足底麻木，有蚁行感。既往有左踝关节扭伤史。体格检查：左足趾皮肤干燥、发亮，汗毛脱落，足部肌萎缩。用手轻叩左内踝后方，足底部刺感加剧，足极度被伸展时加重。结合影像学检查，诊断为左踝管综合征。

问题：

（1）踝管综合征可累及哪些结构？

（2）请用解剖学知识解释出现这些症状的原因。

解答：

（1）踝管位于踝关节内侧，踝管内通过的结构有：胫骨后肌腱及腱鞘、趾长屈肌腱及腱鞘、胫后血管、胫神经、踇长屈肌腱及腱鞘。因而患踝管综合征时上述结构将被累及。

（2）踝关节内侧反复扭伤，使踝管内肌腱产生摩擦而形成腱鞘炎，腱鞘肿胀、肥厚，从而使踝管相对狭窄，由于管内压力增高，产生胫神经受压等症状。而胫神经穿踝管至足底，随即分为内、外侧神经。因而产生了足底麻木、蚁行感等症状。

小结速览

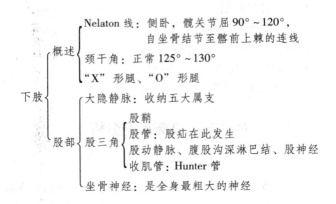

下肢
- 概述
  - Nelaton线：侧卧，髋关节屈90°～120°，自坐骨结节至髂前上棘的连线
  - 颈干角：正常125°～130°
  - "X"形腿、"O"形腿
- 股部
  - 大隐静脉：收纳五大属支
  - 股三角
    - 股鞘
    - 股管：股疝在此发生
    - 股动静脉、腹股沟深淋巴结、股神经
    - 收肌管：Hunter管
  - 坐骨神经：是全身最粗大的神经